AF378136

MANIACO-DÉPRESSIF

L'HISTOIRE DE PIERRE

MARIE-CHRISTINE HARDY-BAYLÉ
PATRICK HARDY

MANIACO-DÉPRESSIF

L'HISTOIRE DE PIERRE

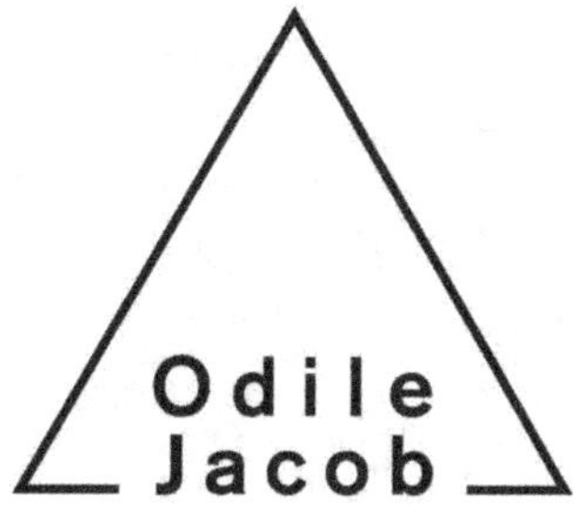

Avant-propos

Définie dès la fin du XIXe siècle par la survenue répétée d'épisodes d'excitation maniaque et/ou d'accès dépressifs, la maladie maniaco-dépressive est aujourd'hui considérée comme l'une des pathologies psychiatriques les mieux caractérisées. En raison de la diversité de ses manifestations, la maladie pose toutefois au clinicien deux types de problèmes.

Le premier concerne l'identification de sous-catégories ou de caractéristiques particulières susceptibles de déterminer les choix thérapeutiques.

Le second touche aux limites de cette entité : alors que certaines formes sévères, délirantes, de la maladie maniaco-dépressive peuvent être difficiles à distinguer d'une schizophrénie, les formes d'intensité mineure conduisent parfois à s'interroger sur leur caractère normal ou pathologique.

Cette dernière question s'articule avec un débat très actuel, qui porte sur l'utilisation des traitements psychotropes. En dehors même du problème lié à l'absence de concordance absolue entre les indications et les prescriptions de traitement dans la population (pour toutes les maladies, certains sujets ne reçoivent pas le traitement qu'exigerait leur état, tandis que d'autres se voient prescrire des traitements injustifiés), se pose celui de l'utilisation des médicaments psychotropes dans les troubles de l'humeur de faible intensité. C'est ainsi qu'en dépit des bénéfices obtenus, l'utilisation dans ce cadre des médicaments antidépresseurs se heurte parfois à des résistances liées au fait que leur effet est considéré par certains comme une modification « artificielle » de la personnalité du sujet. Dans son ensemble, la maladie maniaco-dépressive a beaucoup bénéficié des avancées réalisées au cours des quarante dernières années dans le domaine de la psychopharmacologie. Celles-ci ont été marquées par la découverte de médicaments efficaces dans le traitement des accès maniaques ou dépressifs (neuroleptiques en 1952, antidépresseurs en 1957) et dans la prévention des récidives (lithium au début des années 1970), mais aussi par de constants progrès dans la définition des règles d'utilisation de ces moyens thérapeutiques. Les progrès de la recherche ont également permis de mieux cerner l'étiopathogénie de la maladie maniaco-dépressive, grâce à une meilleure connaissance des facteurs impliqués dans son apparition et dans son évolution. Ces facteurs sont d'ordre génétique (l'hérédité partielle de la maladie ayant dès l'origine été affirmée), mais aussi biologique, psychologique ou socio-environnemental. C'est pourquoi la plupart des schémas explicatifs actuels de la maladie font appel à la notion de vulnérabilité plus qu'à celle de causalité directe. Ils impliquent, dans un réseau d'interactions complexe, des éléments aussi différents que les facteurs génétiques, les perturbations biologiques, la personnalité du sujet, les événements de la vie, l'environnement social et, *in fine*, l'histoire même de la maladie, sachant que le poids de chacun de ces facteurs varie notablement d'un individu à l'autre.

Depuis le début du siècle, dans le même temps où se sont approfondies les connaissances sur la maladie maniaco-dépressive, son image sociale s'est transformée. Initialement considérée comme une des manifestations de la « folie » (la maladie maniaco-dépressive a d'ailleurs été individualisée comme « folie maniaco-dépressive », puis comme « psychose maniaco-dépressive » avant de recevoir son appellation actuelle) et soumise, comme d'autres pathologies psychiatriques, à de multiples formes de stigmatisation et d'exclusion, la maladie maniaco-dépressive a progressivement été mieux accepté par la société. Cette évolution a été favorisée par une meilleure tolérance de celle-ci vis-à-vis de la maladie mentale, par l'augmentation du niveau de connaissance du public, par la découverte de possibilités de traitement de la maladie, mais aussi par un déplacement d'intérêt vers ses formes atténuées. Cette maladie, dont les formes sévères, parfois délirantes, étaient jadis jugées « incompréhensibles », est ainsi devenue plus accessible à l'entendement commun, chacun pouvant s'identifier – au moins partiellement – à la souffrance dépressive ou à l'élation maniaque, pour peu que celles-ci n'excèdent pas un certain degré.

Le médecin responsable de la prise en charge d'un maniaco-dépressif se doit de bien maîtriser les données actuelles de la science, seules à même de guider ses décisions thérapeutiques. Sachant les multiples interférences entre la maladie et l'environnement, il se doit également de bien connaître le milieu social de son patient. Mais, au cours du long suivi qu'implique la maladie, il lui faut aussi découvrir celui-ci dans ce qu'il a de plus singulier, à travers son histoire personnelle, les traits marquants de sa personnalité, son mode de relation à autrui, ses attitudes et représentations à l'égard de la maladie et des traitements. La relation thérapeutique impose en effet l'établissement d'une véritable « alliance » entre le malade et son médecin, visant à maîtriser l'évolution de la maladie et fondée sur la reconnaissance de la personne. Cette alliance suppose en outre la permanence du thérapeute, avec une capacité à accepter chez son malade certaines attitudes médicalement déraisonnables (arrêts de traitement, exposition à des facteurs de stress...) mais inscrites dans ses habitudes de fonctionnement. Bien souvent, ce n'est qu'après un long travail psychologique soutenu par plusieurs années de prise en charge que le patient parvient à assimiler les contraintes de sa maladie et à s'émanciper de telles conduites délétères. Le suivi d'un patient maniaco-dépressif ne peut donc se résumer à la seule prescription médicamenteuse : il implique également un travail psychologique du sujet sur sa maladie et, dans la mesure du possible, une association du conjoint à la prise en charge.

Le maniaco-dépressif est ainsi un sujet porteur à la fois d'une maladie et d'une histoire personnelle qui, souvent marquée du sceau de la pathologie, imprime en retour à celle-ci ses propres singularités. A travers l'histoire de Pierre, cas fictif mais qui se veut emblématique, nous avons voulu rendre compte de notre expérience, issue de nombreuses années d'exercice (en milieu libéral et surtout hospitalier). Notre intention a été d'illustrer cette double exigence qui gouverne l'art médical : la démarche vers la connaissance scientifique, origine d'un savoir sans lequel il n'est pas de décision juste, et l'exigence de connaissance du sujet, qui conditionne le savoir-faire. L'entrée de Pierre dans son histoire médicale pourra paraître brutale à certains. Pourtant, beaucoup pourront y reconnaître la fracture que constitue cette première expérience, la tentation pour le malade du déni afin de se protéger de sa maladie et, partant, la difficulté pour les soignants qui s'y trouvent confrontés d'instaurer une alliance thérapeutique.

Puisse cet ouvrage servir à tous ceux, patients, proches, médecins, qui, d'une manière ou d'une autre, ont été ou seront confrontés à la maladie maniaco-dépressive.

Ouverture

Pierre avait trente ans lors de sa première rencontre avec le docteur T... Marié depuis quatre ans, il n'avait pas d'enfant et travaillait à un poste de direction dans une grande entreprise de travaux publics. Moins d'un an avant cette rencontre, sa mère s'était suicidée.

La vie de Pierre débute à Paris, où il naît six ans après François, son frère aîné, et quatre ans avant Céline, sa sœur cadette. Il décrit ses parents comme deux êtres à la fois très dissemblables et unis par un profond attachement. Pianiste de réputation internationale, la mère était la pièce centrale de la famille : belle, séduisante, sûre d'elle en toutes circonstances, elle possédait ce don si rare d'attirer vers elle toute personne qui l'approchait pour l'entraîner dans son orbite ; il est vrai que sa gaieté, son humour, son esprit vif et son inépuisable énergie étaient autant de qualités appréciées par son entourage, même si celui-ci se trouvait parfois débordé par le foisonnement de son activité. Très attachée à sa carrière professionnelle, la mère de Pierre avait organisé sa vie en fonction de celle-ci. Son mari s'était de ce fait trouvé investi de la gestion du quotidien. Homme doux, affable, il avait d'autant plus facilement consenti à ce rôle que sa nature le prédisposait peu à s'extérioriser et que son métier d'artiste peintre lui permettait de demeurer à la maison selon sa convenance. Le père de Pierre s'occupait donc des enfants, avec une attention et un dévouement de tous les instants.

Tout, cependant, n'avait pas toujours été aussi harmonieux. Conçu par « accident », à une période où sa mère commençait à connaître une certaine renommée internationale, Pierre n'avait pas été un enfant désiré. Dans les mois qui suivirent l'accouchement, la mère de Pierre sombra progressivement dans un état chronique de morosité, de fatigue et d'indifférence. Alors que François avait fait l'objet de soins attentifs, elle ne montrait que peu d'intérêt pour son dernier-né ; ses proches semblaient l'ennuyer autant que son piano dont elle ne jouait plus que par obligation. Pendant plus d'un an elle refusa tous les soins, tant elle était certaine de leur inutilité, n'acceptant pour seul traitement que la prise d'un somnifère chaque soir afin de trouver quelques heures de repos. Ce n'est que dix-huit mois après l'accouchement qu'elle accepta enfin l'hospitalisation depuis longtemps proposée par son médecin. Pierre fut alors confié à sa grand-mère paternelle, François étant placé en internat. L'hospitalisation dura trois mois. À sa sortie, elle avait retrouvé sa forme antérieure, et même au-delà. Jamais on ne l'avait vue si dynamique, au point que son mari s'inquiétait par moment de la voir aussi active. Cela n'était pourtant pas sans lui réussir puisque, six mois après avoir quitté l'hôpital, elle était parvenue à signer une dizaine de contrats l'engageant pour des récitals aux quatre coins du monde. Par souci de commodité, il fut convenu que Pierre resterait sous la garde de sa grand-mère, jusqu'à la fin de la tournée. Ce furent deux années d'absence émaillées de brèves retrouvailles *familiales entre deux tournées. Au terme de cette période, Pierre retrouva sa mère qui lui annonça qu'elle était enceinte d'une petite sœur.*

La scolarité de Pierre se déroula sans aucun problème. C'était un élève doué, brillant, mais assez irrégulier. Dès le primaire, ses parents avaient en effet observé qu'il traversait, durant l'hiver, une phase léthargique au cours de laquelle il avait tendance à se replier sur lui-même, à se couper de ses camarades et à « hiberner » à la maison. Cette période durait trois à quatre mois et, dès le printemps, Pierre retrouvait la gaieté et le dynamisme qui le caractérisaient ordinairement. Les résultats scolaires, souvent catastrophiques durant l'hiver, suivaient le même mouvement et redevenaient excellents durant le troisième trimestre. Pour les enseignants, cette irrégularité ne pouvait traduire que le dilettantisme d'un élève doué mais trop conscient de ses facilités, qui se contentait d'attendre le dernier moment pour fournir les efforts nécessaires au passage dans la classe supérieure. Les facilités d'apprentissage de Pierre étaient particulièrement manifestes dans le domaine musical. Très tôt fasciné par la virtuosité pianistique de sa mère, Pierre demanda dès l'âge de quatre ans à jouer lui-même de cet instrument. Mis entre les mains d'un professeur, sa soif d'apprendre et ses progrès dans le domaine instrumental aussi bien qu'en matière de solfège et de composition firent très vite l'étonnement de tous. À dix ans, Pierre dédia sa première pièce musicale à sa mère, et chacun fut dès lors convaincu qu'il était destiné à poursuivre une carrière musicale.

L'adolescence vint cependant bouleverser cette perspective. Pierre était alors âgé de dix-sept ans. Il venait d'entrer en terminale scientifique et devait au cours de l'année présenter un important concours de conservatoire. Alors qu'il comptait beaucoup sur l'aide promise par sa mère pour l'aider à mener de front sa scolarité et ses études musicales, celle-ci accepta au dernier moment de partir pour une tournée de six mois en Amérique du Sud. C'était en novembre, et depuis un mois Pierre était entré dans son habituelle période d'« hibernation ». Le lendemain du départ de sa mère, Pierre fugua de la maison. Il alla se terrer dans la maison de campagne d'un ami de la famille et écrivit une lettre à ses parents avant d'avaler plusieurs boîtes de médicaments qu'il avait apportés sur place. Il fut vite secouru et refusa par la suite de s'expliquer sur son geste. La lettre étonna ses parents. Au lieu de reproches à leur encontre, ou de la confession d'une déception sentimentale, celle-ci ne contenait que des mots d'excuses et se terminait sur cette phrase qu'ils ne parvinrent jamais à comprendre : « Je sais combien je vous ai déçus depuis ma naissance. Plutôt que de continuer à vous faire souffrir, je préfère disparaître en espérant que vous voudrez bien pardonner cette ultime lâcheté. » En l'absence d'autres explications, cette tentative de suicide fut mise sur le compte d'une « crise d'adolescence ». Tout rentra dans l'ordre au bout de quelques mois, Pierre déclarant simplement qu'il renonçait à toute carrière musicale et qu'il allait consacrer ses efforts à préparer son entrée dans une école d'ingénieurs.

Son bac en poche, Pierre entra l'année suivante dans une classe préparatoire. À dix-neuf ans, il intégra une grande école d'ingénieurs. Sorti de cette école à vingt-quatre ans, il trouva aussitôt son premier emploi dans une entreprise de travaux publics dont il gravit rapidement les échelons. Tout semblait lui réussir et, à vingt-six ans, il épousait sa « fiancée » : cette camarade de lycée, amoureuse de Pierre depuis l'enfance, l'avait suivi dans toute sa scolarité, jusqu'à l'école d'ingénieurs où elle était entrée avec lui. Les changements d'humeur de Pierre étaient depuis longtemps connus de sa future femme. Ils en plaisantaient même *ensemble, évoquant sa « cyclothymie » maintenant légendaire. Très vite, celle-ci apprit à organiser la vie du couple de manière à réduire au maximum le rythme de vie hivernal, tout en acceptant un certain débordement d'activité au cours des périodes « fastes ».*

I

LA DÉPRESSION
ET LE PREMIER TRAITEMENT :
LA RENCONTRE DE PIERRE ET DU DOCTEUR T...

Pendant les quatre premières années de son mariage, Pierre connut des périodes « hivernales » et des débordements d'activité. À l'automne de la cinquième année, Pierre entra comme d'habitude dans sa phase léthargique. Celle-ci se présenta cependant sur un mode inhabituel. C'est avec près d'un mois d'avance que, dès le mois de septembre, apparurent les premières sensations de fatigue. Puis, très vite, s'installa un état de souffrance permanent : Pierre se montrait constamment triste, tourmenté. Replié sur lui-même, il ne supportait plus la moindre question ou remarque de son épouse. Ses propos se limitaient à des plaintes monotones concernant les maux de tête et les douleurs thoraciques qui l'assaillaient en permanence. Il ne mangeait que parcimonieusement et, très vite, commença à maigrir. Tout cela l'inquiétait visiblement. Il perdit le sommeil et, réveillé dès trois ou quatre heures du matin, il prit l'habitude de déambuler dans la maison, plein d'angoisses et persuadé que ses derniers jours allaient arriver. Pierre était en effet convaincu que ses douleurs et sa perte de poids étaient les indices d'une maladie grave qui devait rapidement l'emporter. Le désespoir l'envahit peu à peu, son état empirait de jour en jour, aucune issue ne se dessinait, et l'idée se forgea dans son esprit que seule la mort pouvait le délivrer. Il résolut de mettre fin à ses jours. Dans cette perspective, il prépara son testament, adressa à ses parents deux ou trois objets lui appartenant et écrivit à son épouse une dernière lettre. Alertée de ces préparatifs par son beau-père, la femme de Pierre découvrit in extremis *la lettre qui lui était destinée.*

Aussitôt appelé, le médecin de famille put intervenir en conseillant à sa femme et à son père de l'accompagner de toute urgence à l'hôpital.

C'est dans cet hôpital que Pierre rencontra pour la première fois le docteur T..., chef de clinique en psychiatrie. Dès les premiers échanges, malgré le laconisme de Pierre et sa tendance à banaliser la souffrance, le médecin comprit que l'hospitalisation était nécessaire et que le patient la refuserait. Pierre présentait en effet tous les signes d'une dépression dite mélancolique mais, pour lui, cette « perte de moral » s'expliquait à la fois par les événements survenus dans l'année écoulée et par le délabrement physique dont témoignait sa perte de poids et dont l'origine (une maladie grave ?) l'inquiétait.

Chapitre 1

La reconnaissance de l'état dépressif

Contrairement à ce qu'annonce Pierre, la dépression ne peut être assimilée à une simple tristesse, et reconnaître l'existence de facteurs déclenchants ne suffit pas à l'expliquer. Cette confusion est pourtant très commune, particulièrement lorsqu'une dépression s'installe à la suite d'un événement douloureux. La personne concernée – mais aussi son entourage – peut en effet avoir du mal à admettre que la tristesse ou l'anxiété qu'elle éprouve et manifeste puissent sortir du cadre des réactions normales et compréhensibles, et se refuse souvent à les considérer comme les indices d'une maladie. La réponse aux événements de la vie ne se limite pourtant pas à la gamme des réactions adaptatives que constituent les multiples émotions fondamentales. Elle peut tout aussi bien se traduire, chez des sujets psychologiquement et/ou biologiquement prédisposés, par l'entrée dans un état *pathologique dysfonctionnel* et autonome, dont la dépression représente une des modalités les plus fréquentes. L'autonomie du processus dépressif se traduit entre autres choses par le fait que l'altération de l'humeur se maintient au fil du temps et ne réagit que faiblement au contexte et aux sollicitations de l'entourage : on peut « changer les idées » de l'homme triste, on ne peut le faire pour le déprimé. La survenue d'un état dépressif appelle donc une réponse thérapeutique adaptée. Pour cela, il importe de savoir le reconnaître et de le distinguer d'une simple réaction affective transitoire.

La différence entre l'affect normal (la *tristesse*) et la maladie (la *dépression*) se situe déjà dans la qualité du sentiment vécu. Contrairement à la tristesse habituelle, qui se focalise sur l'événement causal, l'éprouvé dépressif est en effet un sentiment douloureux, fixe, permanent, qui infiltre la globalité de la vie psychique et se révèle peu sensible aux stimuli environnementaux. Comme le syndrome maniaque, la dépression atteint l'homme dans sa globalité. Elle enferme le malade dans un nouveau mode de fonctionnement impliquant l'humeur, les modalités de l'agir et du penser, et même les fonctions physiologiques. Cette atteinte se traduit par une symptomatologie spécifique bien que très variable selon les patients, qui associe à des degrés divers un trouble de l'humeur, des pensées négatives, un ralentissement psychique et moteur, des idées suicidaires et des troubles somatiques.

La dépression s'exprime habituellement par une *configuration de symptômes* qui est l'image en miroir de l'accès maniaque.

L'*humeur* du déprimé est typiquement *triste*. Cette tristesse est fixe, permanente, indépendante du contexte dans lequel évolue le malade. Bien souvent les proches du déprimé tentent de le « distraire », de lui « changer les idées » en l'entraînant dans des soirées, dans des fêtes, en l'emmenant au spectacle, ou en lui conseillant de prendre quelque repos loin de ses soucis. Mais ces efforts ne parviennent pas à modifier l'humeur du déprimé, ou alors de façon seulement partielle et provisoire. De telles démarches peuvent même amplifier le sentiment d'exclusion du déprimé qui ne parvient pas à s'inscrire dans un climat de réjouissance, et raviver sa douloureuse sensation d'une incapacité à établir une relation syntone avec autrui. La tristesse dépressive s'accompagne souvent d'une *perte d'intérêt* et d'une incapacité à éprouver du plaisir pour les activités habituellement investies (*anhédonie*). Le déprimé a « perdu le goût des choses » ; pour lui « plus rien ne dit », « tout est ennui ». Il se sent indifférent aux personnes comme aux événements. Le monde extérieur n'est plus source de plaisir, de déplaisir ou d'émotion d'aucune sorte, et le malade se sent pris dans une *anesthésie affective* globale qui ne fait qu'accroître sa douleur morale. La tristesse n'est pas toujours le sentiment le plus apparent. Dans certains cas prédomine l'*anxiété*. Elle peut s'exprimer comme un état permanent qui se nourrit d'inquiétudes diverses et persistantes et s'accompagne de troubles physiques parfois invalidants : oppression thoracique, tachycardie et palpitations, sueurs, tremblements... Elle peut également prendre la forme de crises d'angoisse soudaines, paroxystiques, qui viennent décupler les manifestations anxieuses habituelles. Dans d'autres cas, le déprimé se montre avant tout *irritable*, hostile, parfois agressif. Il ne manifeste qu'amertume, ressentiment, ou hargne à l'égard d'autrui, soit par des attitudes d'opposition, soit par des conduites ouvertement agressives (intolérance, récriminations, accès de colère).

Les *pensées* du déprimé sont caractérisées par leur *contenu résolument négatif*, polarisé sur le sujet lui-même, son avenir, et le monde environnant. La vision négative que le déprimé porte sur lui-même traduit la perte de confiance et d'estime de soi. Elle s'exprime par un sentiment d'impuissance à agir, d'incapacité, d'insuffisance, ou d'infériorité foncière. Le déprimé doute aussi bien de ses aptitudes relationnelles et professionnelles que de ses qualités intellectuelles, affectives, ou morales. Il se sent incapable de répondre à ses obligations, à ses engagements passés, et aux sollicitations de son entourage, ou parfois même il se juge indigne de ses responsabilités ou de l'affection de ses proches. Il peut alors s'accuser – de façon excessive, voire irrationnelle – de fautes commises dans le passé.

Le monde apparaît lui-même sous un aspect péjoratif. Pour le déprimé, « tout est négatif ». Il ne retient que les faits susceptibles d'alimenter sa vision négative, sans tenir compte des événements plus heureux. Chez certains déprimés prédomine un sentiment d'incompréhension, d'abandon de la part du monde et de l'entourage. Ce sentiment s'associe souvent à une tendance à l'autoapitoiement et à une projection de la responsabilité de son état sur l'entourage ou sur la société.

La vision de l'avenir est occultée par le pessimisme et la perte d'espoir. L'avenir est assombri, aucun projet ne peut plus être élaboré, les événements futurs sont perçus comme menaçants, et l'état de désespoir est lui-même considéré comme irrémédiable.

L'action et la pensée sont entravées, ce qui se traduit par une *inhibition* ou un *ralentissement psychomoteur*. Le déprimé agit peu et lentement. L'indécision, fréquente chez le déprimé, ne suffit pas à expliquer cette difficulté qui résulte avant tout d'un retard dans la mise en acte et d'un ralentissement de la cinétique de l'action.

Dans les dépressions les plus franches, le ralentissement moteur se traduit par une perte des mouvements spontanés : la mimique est figée, les gestes sont réduits, la posture est fixe. Les actes volontaires s'amorcent et se réalisent, mais avec lenteur. Jadis effectués sans même y penser, les gestes de la vie quotidienne (se laver, s'habiller, manger) peuvent demander un temps et des efforts d'autant plus importants que le déprimé éprouve fréquemment une sensation de fatigue, présente dès le matin, avant même tout effort. Le discours du déprimé subit lui-même l'effet du ralentissement. Le sujet parle peu, son élocution est lente, ponctuée de pauses, sa voix est monocorde. Les pensées se déroulent lentement (bradypsychie) et le contenu idéique est appauvri, le malade ayant tendance à ruminer inlassablement les mêmes thèmes négatifs. Les troubles de l'attention et de la mémoire sont la règle et, conjugués à la perte des intérêts, peuvent limiter notablement la capacité du malade à lire, à regarder la télévision ou à participer aux discussions.

Dans les formes moins intenses, le malade agit comme de coutume, mais avec difficulté, sans entrain, plus lentement. Le sentiment de fatigue traduit l'entrave à l'action qui peut passer inaperçue pour un observateur non averti.

Lorsque l'anxiété est intense, une *agitation psychomotrice* peut venir se substituer à la réduction de la mobilité. Le malade ne peut pas rester en place, il déambule, joue nerveusement avec ses mains. Cette hyperactivité demeure néanmoins improductive, et le déprimé agité ne parvient pas à agir de façon plus efficace que le déprimé ralenti. Les pensées elles-mêmes se bousculent de façon stérile, tournent en rond. En somme, à l'arrière-plan de l'agitation anxieuse se retrouvent des signes également observés chez le déprimé ralenti : inactivité, ruminations mentales, pauvreté du contenu des pensées, troubles de l'attention et de la mémoire, et sensation de fatigue invalidante. Ces formes de dépression s'accompagnent d'une majoration du risque suicidaire.

Le *passage à l'acte suicidaire* est le principal risque des états dépressifs. Les idées suicidaires ne sont pas toujours spontanément exprimées, mais l'examen médical se doit de les rechercher à titre systématique, car elles sont l'aboutissement logique du bilan négatif que le malade tire de son existence. Contrairement à l'idée reçue selon laquelle évoquer le suicide pourrait choquer le déprimé ou lui donner de « mauvaises idées », le simple fait d'aborder avec tact et mesure, mais de façon précise, ces questions apporte le plus souvent un soulagement au malade. Les idées de mort sont parfois exprimées sous forme de souhaits passifs tels que « je préférerais ne plus être de ce monde » ou « la mort serait un soulagement ». Dans d'autres cas, elles sont plus clairement précisées, mais restent assorties de propos qui se veulent rassurants : « je ne le ferai pas parce que je suis croyant », « je ne peux pas faire ça à mes enfants ». Ailleurs, encore, elles sont dissimulées, mais le refus d'évoquer cette question doit être considéré comme un signe d'alerte. Chez certains patients, enfin, le projet suicidaire apparaît rigoureusement planifié : le sujet détermine à l'avance le jour et l'heure de son passage à l'acte, choisit et prépare les moyens de son suicide (ceux-ci étant alors le plus souvent violents : noyade, pendaison, arme à feu...) et se livre à quelques derniers préparatifs (testament, dernières volontés, mise en ordre administrative, ultimes adieux parfois sibyllins...). Une telle planification est fréquente dans les suicides dépressifs de la maladie maniaco-dépressive. Elle témoigne d'une extrême détermination et justifie un redoublement de précautions.

Les troubles somatiques sont variés. Les *troubles du sommeil* sont pratiquement constants. Il s'agit habituellement d'une réduction du temps de sommeil et d'une impression que celui-ci est de mauvaise qualité, c'est-à-dire non récupérateur. Le déprimé se réveille en effet aussi fatigué qu'il s'était couché. Il peut s'agir d'une difficulté à trouver le sommeil (insomnie d'endormissement), mais très caractéristiques des états dépressifs mélancoliques sont les réveils matinaux : le malade s'endort sans difficulté mais se réveille beaucoup plus tôt que de coutume, au minimum deux heures avant l'heure habituelle, sans pouvoir se rendormir. La fin de nuit est alors un moment pénible : l'angoisse, les ruminations négatives, sont à leur comble, et, chez les déprimés suicidaires, le risque de passage à l'acte est particulièrement critique. Plus rarement, l'insomnie est remplacée par une hypersomnie qui laisse cependant persister l'état de fatigue : le sommeil nocturne est excessif et les réveils sont tardifs ; durant la journée, le sujet somnole et multiplie les siestes. La *perte d'appétit* avec amaigrissement est également fréquente. La perte de poids est parfois importante et peut faire croire à l'existence d'une maladie physique grave. De telles hypothèses sont d'autant plus facilement évoquées que le déprimé est naturellement porté à envisager les pires éventualités et que sa dépression peut s'accompagner de sensations physiques pénibles (maux de tête, spasmes digestifs, oppressions thoraciques, douleurs musculaires erratiques ou localisées). L'appétit est plus rarement augmenté, bien que certains déprimés souffrent d'excès alimentaires. Il peut s'agir d'authentiques crises boulimiques au cours desquelles le sujet ingère de grandes quantités de nourriture sur un mode impulsif et avec une culpabilité secondaire. Plus souvent, il s'agit de « grignotage » entre les repas, préférentiellement axé sur les aliments sucrés (gâteaux, chocolat...).

Dans sa forme d'*intensité légère ou modérée*, de loin la plus fréquente, l'épisode dépressif se caractérise par une tristesse persistante. Celle-ci est plus ou moins bien perçue comme telle et exprimée par le malade. Mais elle est habituellement bien identifiée par l'entourage qui a pu constater au cours des semaines ou des mois précédents le changement d'humeur, la « perte de moral » du patient. Ces dépressions s'accompagnent très habituellement d'une anxiété et d'une perte des intérêts d'intensité variable. Le ralentissement est modéré et se limite souvent à un état de fatigue psychique et physique persistant. Les troubles du sommeil ou de l'appétit sont fréquents et peuvent apparaître au premier plan des préoccupations du déprimé. Il existe des difficultés à accomplir les activités quotidiennes, professionnelles, sociales ou domestiques. Souvent interrompues, celles-ci peuvent être cependant maintenues avec effort, à un niveau réduit.

Le tableau est plus caractéristique encore dans les *dépressions d'intensité sévère*, particulièrement dans les formes mélancoliques, psychotiques ou stuporeuses de la maladie.

Les *dépressions mélancoliques* sont considérées comme prototypiques de la maladie maniaco-dépressive. Elles sont caractérisées par une souffrance psychique intense, permanente, véritable « douleur morale ». Les pensées sont foncièrement et constamment négatives, dominées par le pessimisme, le sentiment d'incapacité et la mésestime de soi. Très caractéristiques sont les ruminations mentales focalisées sur des idées d'indignité, d'incurabilité ou de culpabilité. Le mélancolique peut ainsi s'accuser de manière tout à fait excessive, voire absurde, d'actes passés considérés comme des fautes ou des erreurs. La perte d'intérêt et l'indifférence pour le monde environnant, le ralentissement psychomoteur (parfois remplacé par une agitation), sont marqués. Les troubles somatiques sont également fréquents : insomnie de fin de nuit et anorexie avec perte de poids. L'existence d'une prédominance matinale des troubles avec amélioration relative en milieu ou en fin de journée est également très caractéristique de la dépression mélancolique.

Il est d'autres formes sévères de dépression, caractérisées par l'existence de symptômes *psychotiques*, c'est-à-dire d'hallucinations et surtout d'un délire. Ces dépressions psychotiques présentent souvent un type mélancolique et s'observent fréquemment dans la maladie maniaco-dépressive bipolaire : 40 % des accès dépressifs appartenant à ce cadre s'accompagnent en effet d'idées délirantes.

Les idées délirantes reprennent habituellement en les amplifiant les pensées pessimistes ou les idées d'indignité et de culpabilité du déprimé mélancolique. Le malade s'accuse alors de fautes imaginaires, exprime la conviction d'être ruiné ou l'imminence de terribles catastrophes. Ces thèmes sont dits « congruents à l'humeur » du déprimé, c'est-à-dire qu'ils sont en accord avec son humeur triste. Le délire d'autoaccusation est le plus fréquent et le plus typique. Il s'agit d'un délire souvent monothématique et pauvre, répété inlassablement dans une forme et un contenu identiques. Les idées de culpabilité se fondent sur des actes (ou parfois de simples pensées) accomplis ou omis par le sujet dans un passé parfois très ancien. Ces actes sont, de façon totalement irrationnelle, considérés comme des fautes inexpiables, relativement à la morale individuelle, sociale ou religieuse. Tel patient se considérera comme le dernier des voleurs pour avoir négocié au-dessous du prix du marché l'achat d'une œuvre d'art, et attend comme une légitime sanction d'être mis en prison ; tel autre s'estimera responsable du déficit de la Sécurité sociale en raison du coût de ses traitements ; pour tel autre, enfin, la dépression est considérée comme un avant-goût de l'enfer et comme une juste punition de sa vie dissolue. Le délire peut également comporter des idées d'incurabilité ou de ruine : le mélancolique considère que son état est irrémédiable, au-delà de tout secours médical ou non médical ; dans d'autres cas, sans raisons valables, il se montre préoccupé par sa situation financière, se dit convaincu de ne pouvoir faire face à ses échéances et s'imagine ruiné, traîné devant un tribunal par ses créanciers. Le délire s'étend parfois à l'environnement du sujet. Les catastrophes à venir, souvent considérées comme étant de la responsabilité du déprimé, ne se limitent plus à celui-ci, mais menacent la famille (qui va être emportée dans la ruine ou l'opprobre), les amis, la patrie, voire le monde entier.

Des idées délirantes hypocondriaques sont fréquemment retrouvées. Elles s'expriment par la conviction d'avoir une maladie grave : cancer avancé, tumeur cérébrale ou sida. Cette crainte peut s'alimenter du souvenir d'une « faute » passée, telle qu'une infidélité conjugale présumée responsable de la contamination par le virus VIH.

Certains délires mélancoliques prennent un aspect très extensif, multithématique. Le syndrome de Cottard, très exceptionnellement observé au complet de nos jours, associe ainsi des idées de négation des organes ou du fonctionnement de ces organes (« je n'ai plus de sang », « je n'ai plus de cerveau »), des thèmes de négation du monde (« le monde n'existe plus »), des thèmes d'immortalité souvent exprimés sous la forme « je suis déjà mort » et des idées de damnation éternelle.

Des pensées persécutrices viennent parfois enrichir le tableau délirant. Construites à partir d'interprétations, parfois même d'hallucinations, elles comportent typiquement le rappel des thèmes de culpabilité. Si le patient se sent surveillé, traqué, menacé, il reconnaît le caractère fondé de ses persécutions, puisqu'il est coupable ou indigne. Tel patient se dira ainsi pourchassé par les services secrets, ceux-ci ayant pour mission de le punir pour ses longues années de fraude à l'égard du fisc. Mais il est parfois difficile de retrouver un tel sentiment de faute derrière certains thèmes de persécution. Le malade se dit injustement menacé. On parle alors de thématique persécutrice « non congruente à l'humeur ».

À l'inverse des autres signes de la dépression, les idées délirantes varient d'une culture à l'autre et selon les époques. Les thèmes de culpabilité, habituels en Occident, ne sont qu'exceptionnellement observés en Afrique noire. Dans la culture africaine, la notion de responsabilité individuelle et de faute morale n'a pas le même poids que dans la civilisation judéo-chrétienne, et le délire mélancolique s'exprimera plus fréquemment par des idées de persécution, d'envoûtements ou de possession. Mais des variations dans la thématique mélancolique ont également pu être observées au fil du temps au sein d'une même civilisation, d'un même pays. Alors qu'au XIXe siècle les thèmes de culpabilité se référaient presque exclusivement à la religion et aux péchés, on voit aujourd'hui davantage d'idées de faute ou d'insuffisance vis-à-vis de la société. De même, les thèmes hypocondriaques ont successivement épousé les grands fléaux de chaque époque : syphilis, cancer et, plus récemment, sida.

Certaines formes plus rares de dépression s'accompagnent de symptômes psychotiques proches de ceux habituellement rencontrés dans d'autres pathologies, comme les délires aigus, la schizophrénie ou les délires chroniques : troubles du cours de la pensée, hallucinations intrapsychiques (impression d'avoir une voix « dans la tête ») ou acoustico-verbales (voix perçues comme venant de l'extérieur du sujet).

Dans la *stupeur* mélancolique, l'inhibition psychomotrice est majeure. Le patient est prostré, il ne bouge plus, reste mutique et refuse de s'alimenter. Cet état comporte un risque de dégradation rapide de l'état de santé du patient et nécessite des mesures de traitement urgentes.

La reconnaissance du caractère pathologique de ces dépressions d'intensité sévère est habituellement évidente, bien que certains déprimés dénient toute difficulté d'ordre psychologique en masquant leur état derrière une façade amène et socialisée. Certaines de ces dépressions, appelées « mélancolies souriantes », sont particulièrement trompeuses. Elles peuvent longtemps échapper à toute aide médicale, et le risque de passage à l'acte suicidaire est difficile à prévoir. D'autres dépressions sévères peuvent passer pour un délire aigu, une schizophrénie ou un délire chronique. Certaines dépressions psychotiques avec délire non congruent à l'humeur ou s'accompagnant d'hallucinations et d'une désorganisation de la pensée sont particulièrement trompeuses et peuvent évoquer un état délirant schizophrénique. De même, les mélancolies stuporeuses avec sidération motrice peuvent être prises pour un état catatonique schizophrénique.

Certains accès dépressifs offrent cependant des *aspects moins caractéristiques* et se révèlent de diagnostic plus difficile.

Dans certaines dépressions, les *troubles somatiques* constituent le principal motif de consultation et l'essentiel des plaintes spontanément délivrées par le malade. Il s'agit souvent de douleurs, plus ou moins intenses, diffuses (douleurs musculaires) ou localisées : maux de tête, douleurs rachidiennes (lombalgies), douleurs de la face ou de la langue (glossodynie), douleurs thoraciques, spasmes digestifs, algies périnéales. Il peut également s'agir de troubles digestifs (constipation), d'une anorexie avec perte de poids, ou d'une fatigue chronique et handicapante. Quelle que soit leur expression (présentation sobre, sans insistance exagérée de la part du malade, ou préoccupation hypocondriaque avec conviction non fondée que le symptôme témoigne d'une atteinte organique grave), ces plaintes somatiques peuvent coexister avec une symptomatologie dépressive caractéristique. Il est cependant des formes de dépression, dites « *dépressions masquées* », caractérisées par des plaintes somatiques quasi exclusives. Le sujet tend à nier ses affects dépressifs ou à présenter son mauvais moral et sa perte d'intérêts comme une conséquence logique de l'altération de sa santé physique. Un examen trop rapide, exclusivement orienté vers le signe d'appel somatique, peut faire méconnaître les signes de souffrance dépressive qui se situent à l'arrière-plan des plaintes initiales ; il peut aussi conduire à une multiplication d'examens inutiles qui n'apportent qu'un faible réconfort. Le contraste entre la symptomatologie physique présentée par le malade et l'état d'incapacité majeure où se trouve celui-ci permet toutefois d'envisager le diagnostic de dépression masquée. La mise en évidence de signes appartenant à la série dépressive, l'existence d'une récurrence périodique des troubles et/ou d'antécédents francs de troubles de l'humeur, une réponse positive au traitement antidépresseur d'épreuve viennent alors renforcer ou confirmer le diagnostic.

Les dépressions de *faible intensité* peuvent également poser de difficiles problèmes diagnostiques et thérapeutiques. Leurs manifestations en sont discrètes : aux yeux de son entourage, le déprimé apparaît simplement morose ou irritable ; dans certains cas, cependant, l'anxiété semble l'affect prévalent, qu'il s'agisse d'un état d'alerte et d'inquiétude permanent ou de crises d'angoisse ; en dépit de légers troubles du sommeil et de l'appétit (anorexie ou hyperphagie), d'une asthénie parfois marquée, bien que toute activité mentale ou physique réclame de leur part un déploiement d'effort inhabituel et qu'ils soient parfois traversés d'idées suicidaires, ces déprimés peuvent très longtemps donner le change et assurer la plupart de leurs activités professionnelles ou domestiques. La personnalité de chacun donne à ces dépressions légères une expression très variée : alors que certains d'entre eux ont un vécu de dévalorisation et d'incapacité personnelle, d'autres se focalisent sur leurs propres malheurs et sur le manque de soutien de leur entourage ; à la discrétion des uns, dont tous les efforts visent à ne pas importuner leur entourage, s'oppose chez certains autres une dramatisation de leur état qui, pour un esprit non averti, peut paraître excessive en regard des difficultés présentées.

Le diagnostic de ces dépressions de faible intensité est souvent difficile à établir, en particulier chez les patients qui présentent une anxiété manifeste. Celle-ci peut en effet apparaître au premier plan du tableau et même avoir précédé de longue date les signes dépressifs. La distinction entre trouble anxieux et trouble dépressif s'appuiera alors sur la présence de signes caractéristiques des dépressions qui emporteront d'autant plus facilement la décision qu'ils seront nombreux : insomnie matinale (une insomnie d'endormissement est fréquente dans les troubles anxieux) ; perte des intérêts, globale et non sélective (l'anxiété s'accompagne plus volontiers d'une focalisation inquiète de l'attention sur le présent et sur l'avenir que d'une indifférence à l'environnement) ; perte de l'estime de soi (les anxieux ont tendance à majorer les difficultés à venir mais n'éprouvent pas de sentiment excessif d'insuffisance personnelle) ; prédominance matinale des troubles et, enfin, ralentissement psychomoteur, qui, lorsqu'il existe, est très en faveur d'un état dépressif. Lorsque la symptomatologie est très atténuée, il est parfois impossible de distinguer entre dépression et anxiété : on peut alors porter un diagnostic de trouble anxieux et dépressif mixte. Dans la majorité des cas, cependant, une telle distinction est justifiée. Elle est importante dans la mesure où elle implique des stratégies thérapeutiques différentes même si, dans certains troubles anxieux, les médicaments antidépresseurs ont pu se révéler plus efficaces que les tranquillisants.

Un état dépressif récent et de faible intensité peut aussi être pris pour une manifestation normale de la vie émotionnelle, surtout s'il semble réactionnel à un événement marquant. En effet, le caractère pathologique d'un état affectif est d'autant plus facilement évoqué que celui-ci apparaît dépourvu de toute raison apparente aux yeux de l'observateur, tandis qu'un trouble de l'humeur lié à des circonstances particulières passe plus facilement pour une réaction normale. Cette confusion entre le caractère « normal » et le caractère « compréhensible » d'un état mental est souvent faite. Il est pourtant des états affectifs compréhensibles, voire partiellement explicables en fonction d'un contexte psycho-environnemental particulier, et cependant tout à fait pathologiques. Ce qui fait considérer ces états comme pathologiques n'est pas l'absence de causes psychologiques décelables. C'est avant tout une tendance à l'autonomisation et à l'exclusion de toute autre modalité de fonctionnement qui explique à la fois leur pérennisation, bien au-delà de ce qui est normalement attendu, et l'ampleur de leur impact sur les individus, que cet impact soit évalué en termes de souffrance subjective ou de handicap adaptatif. La dépression réactionnelle à un événement (deuil, perte d'emploi, maladie...) n'est donc pas une simple réaction de tristesse : l'abattement du déprimé est global, fixe, et permanent ; il se maintient durablement et s'accompagne d'une souffrance et d'un handicap social ou relationnel sans commune mesure avec l'événement précipitant. Il est cependant des réactions dépressives considérées comme pathologiques, identifiées comme « troubles de l'adaptation », en raison de leur impact sur l'individu, et toutefois susceptibles de se résoudre spontanément dès l'événement passé.

Il est aussi des états dépressifs de faible intensité et d'évolution chronique (on évoque sous ce terme les troubles évoluant pendant deux ans ou davantage), désignés par le terme de « dysthymies ». Certaines de ces dépressions peuvent être considérées comme des séquelles d'un accès dépressif franc mal résolu car non traité, mal traité ou résistant au traitement. D'autres dysthymies semblent provoquées, sinon entretenues, par des situations de vie éprouvantes : maladie somatique chronique et invalidante, situation économique, professionnelle ou affective particulièrement pénible, etc. Mais il est également des dysthymies survenant, sans facteur déclenchant particulier, dans le jeune âge (à l'adolescence ou au tout début de l'âge adulte). Ces dysthymies, qui évoluent d'un seul tenant tout au long de la vie, grèvent parfois lourdement l'existence des sujets. Elles motivent toutefois rarement une consultation. La plupart des sujets ont en effet tendance à les considérer comme partie intégrante de leur personnalité et conçoivent difficilement qu'une amélioration puisse résulter d'un traitement psychiatrique, psychologique, et *a fortiori* médicamenteux. Or, s'il est des dysthymies précoces réfractaires aux traitements biologiques (elles posent la question de l'existence d'une personnalité dépressive indépendante de la maladie dépressive), il en est aussi qui répondent très favorablement à l'action des antidépresseurs. Contrairement à l'immense majorité des dépressions de faible intensité, qui sont considérées comme des troubles indépendants de la maladie maniaco-dépressive, ces dysthymies précoces chimiosensibles présentent de nombreuses caractéristiques permettant de les rattacher au « spectre » de la maniaco-dépression. Cette hypothèse, déjà formulée au début du siècle par le grand psychiatre allemand Kraepelin, qui rattachait à la psychose maniaco-dépressive un grand nombre de « personnalités dépressives », est un des éléments qui a pu contribuer à l'extension récente du cadre de cette maladie.

Les caractéristiques des états dépressifs peuvent enfin varier avec l'*âge*.

Longtemps ignorées, les dépressions de l'enfant et de l'adolescent sont aujourd'hui reconnues comme une réalité, même si leurs limites diagnostiques et leurs modalités de traitement doivent encore être mieux codifiées. Chez l'adolescent, les signes de dépression sont souvent analogues à ceux de l'adulte, et le diagnostic est en règle générale facile. Dans certains cas, cependant, l'existence d'une pensée désorganisée et/ou l'émergence d'idées délirantes peuvent faire penser à une schizophrénie, dont on connaît des modes d'entrée prenant l'aspect d'une dépression « atypique ». Souvent, seule l'évolution sous traitement permettra de trancher. Ailleurs, l'adolescent présentera une instabilité, des troubles du caractère, une tendance au retrait scolaire et à la marginalisation, voire un recours aux drogues, qui, masquant la souffrance dépressive, pourront évoquer à tort une « crise d'adolescence ». La reconnaissance des troubles dépressifs est primordiale à cet âge, car leur évolution est souvent prolongée, et ils peuvent gravement compromettre l'avenir de l'enfant ou de l'adolescent en entravant son développement psychoaffectif et ses acquisitions sociales et scolaires.

Bien que fréquente chez la personne âgée, particulièrement en milieu institutionnel (15 à 25 % des sujets résidant en maison de retraite en seraient atteints), la dépression reste souvent méconnue. Deux raisons parmi d'autres peuvent contribuer à cette méconnaissance. La première est l'expression trompeuse des troubles dépressifs à cet âge. Ceux-ci se manifestent fréquemment par des plaintes somatiques ; compte tenu de leur grande fréquence, les maladies somatiques constituent alors la première et souvent la seule orientation diagnostique retenue. Les troubles cognitifs (difficultés de concentration, pertes de mémoire...) sont une autre expression privilégiée de la dépression du sujet âgé et peuvent à tort orienter vers un état de démence sénile débutant. Le second motif de méconnaissance des troubles dépressifs chez le sujet âgé est la tendance à considérer l'affaiblissement dépressif comme une conséquence logique du vieillissement. Selon ce raisonnement, loin d'être anormal, l'abaissement de l'humeur du déprimé serait un phénomène rendu logique par la perte progressive des fonctions physiologiques, par l'isolement social et affectif et par l'approche de la mort. Ce raisonnement méconnaît les réalités psychologiques de la vieillesse, en particulier le fait que les personnes âgées modifient spontanément et progressivement leurs attitudes afin de s'adapter à leur état et de leur permettre de vivre en conformité avec la limitation de leurs capacités. Quoi qu'il en soit, la méconnaissance de la dépression n'est pas sans conséquences : source de traitement insuffisant, elle contribue à la pérennisation des troubles et accroît, par voie de conséquence, le risque suicidaire auquel le sujet âgé est, plus que tout autre, exposé.

Chapitre 2

Les mesures d'hospitalisation sans consentement : hospitalisation sur demande d'un tiers et hospitalisation d'office

Si le docteur T... avait très vite diagnostiqué l'état dépressif, Pierre lui-même ne se reconnaissait pas malade. Il se sentait perdu, sans doute atteint d'une maladie physique, mais refusait l'idée d'être considéré comme fou et, à ce titre, enfermé. Le docteur T... avait beau lui expliquer qu'il était déprimé et non fou, que la dépression donnait lieu à des traitements efficaces, Pierre ne voulut rien entendre. Il voulait rentrer chez lui et personne ne devait l'en empêcher. Le docteur T... savait également que Pierre gardait en tête ses idées de suicide, que le risque de le voir attenter à ses jours n'était pas négligeable et qu'il avait la possibilité d'hospitaliser Pierre contre son gré. Le médecin généraliste avait de toute évidence anticipé une telle éventualité puisqu'il avait rédigé le premier certificat nécessaire à une hospitalisation sans consentement.

Le docteur T... expliqua à la femme de Pierre et à son père qu'il présentait une dépression importante, de type mélancolique, car les reproches dont il s'accablait et son pessimisme n'étaient pas réalistes, avec probablement la conviction délirante d'être atteint d'un cancer. L'ensemble de ces signes et la lettre qu'il avait écrite témoignant de son désir de mort faisaient craindre un suicide et imposaient de l'hospitaliser contre son gré pour le protéger d'un tel acte. En outre, il était tout à fait probable que, sous traitement, sa dépression s'amenderait rapidement.

Devant l'altération de l'état physique de Pierre (celui-ci ne mangeait plus depuis plusieurs jours) et surtout devant la menace suicidaire, son épouse comme son père acceptèrent de signer la demande d'hospitalisation en psychiatrie malgré son opposition. La confirmation du risque suicidaire par le docteur T... n'avait fait qu'accroître une inquiétude déjà majorée par le souvenir du suicide de la mère de Pierre l'année précédente.

Aujourd'hui, en France, l'immense majorité des hospitalisations psychiatriques s'effectuent sous le régime de l'*hospitalisation libre*, qui est également le régime ordinaire des hospitalisations en médecine ou en chirurgie. Tout patient peut ainsi s'adresser au service psychiatrique hospitalier de son choix pour solliciter une hospitalisation et des soins. L'admission est simplement subordonnée à l'avis d'un médecin justifiant la nécessité d'une telle mesure. L'intéressé demeure libre de demander sa sortie, y compris contre avis médical.

Il existe cependant d'autres types d'hospitalisation permettant d'imposer des soins à certains patients sans leur consentement. Mis à part le cas très particulier des cures de désintoxication et de l'isolement des alcooliques dangereux pour autrui (loi du 15 avril 1954), des injonctions thérapeutiques astreignant certains toxicomanes à subir une cure de désintoxication (loi du 31 décembre 1970) et des exceptionnelles mesures d'isolement en milieu hospitalier de patients présentant une maladie infectieuse grave et contagieuse, ces mesures d'*hospitalisation sans consentement* s'adressent spécifiquement aux malades mentaux. Il en est de deux types, l'hospitalisation sur demande d'un tiers (HDT) et l'hospitalisation d'office (HO), régies par la loi du 27 juin 1990. La première de ces mesures (HDT) est destinée aux malades dont les troubles nécessitent « des soins immédiats et une surveillance constante en milieu hospitalier », tout en rendant impossible leur consentement. La seconde (HO) est réservée aux personnes dont les troubles mentaux « compromettent l'ordre public et la sûreté des personnes ». Schématiquement, l'HDT s'adresse donc aux patients dont les troubles représentent un danger pour eux-mêmes, l'HO aux malades dangereux pour autrui. Seuls certains services de psychiatrie sont habilités à recevoir des patients sous ce régime d'hospitalisation : il s'agit, dans la plupart des cas, d'unités appartenant au service public de « secteur » dont la mission est d'assurer une pluralité et une continuité de soins pour les malades mentaux résidant dans un territoire défini. Il existe en France environ deux cent quatre-vingts services publics de secteur, chacun ayant la charge d'une population de quatre-vingt mille habitants en moyenne.

De par leur caractère coercitif, les mesures d'hospitalisation sans consentement restent, aux yeux de certains, suspectes d'attenter aux libertés ou de donner lieu à des abus (les fameux « internements arbitraires »). Il est vrai que le regard que porte notre société sur l'internement psychiatrique demeure sans doute très marqué par l'histoire, et par cette longue période qui, au cours du XVIIᵉ siècle et durant une grande partie du XVIIIᵉ, a vu s'étendre la pratique de l'enfermement asilaire. À cette époque, le malade mental était avant tout considéré comme un danger social, et c'est dans le but de protéger leur environnement que les « insensés » étaient placés, par lettre de cachet, dans les asiles aux côtés des délinquants, des mendiants et autres vagabonds. Mais, à partir de la fin du XVIIIᵉ siècle, le statut et les modalités d'hospitalisation de ces « aliénés » allaient subir une profonde mutation liée à un double phénomène. C'est tout d'abord l'influence de la philosophie des Lumières qui, reprise et véhiculée par la Révolution française, allait réintroduire jusque dans le champ de l'aliénation mentale la notion de droits de l'homme et les valeurs de liberté individuelle. C'est à partir de cette époque que s'impose le mythe de Pinel libérant de leurs chaînes les aliénés de Bicêtre (1793), acte symbolique traduisant l'abandon pour ces sujets du statut de réprouvés et leur accession à celui de malades. Peu de temps après, la loi du 30 juin 1838 allait codifier les modalités de l'internement psychiatrique et prévoir déjà certaines dispositions destinées à protéger les droits des patients. Jusqu'à la promulgation de la loi de 1990, c'est-à-dire durant cent cinquante-deux ans, ce texte allait régir les « placements » des malades mentaux. Le deuxième grand changement affectant les conditions d'hospitalisation des malades mentaux est venu des progrès thérapeutiques. À partir du milieu du XXe siècle, l'apparition de thérapeutiques efficaces dans le traitement des troubles psychotiques et des troubles de l'humeur (électrochocs en 1936, neuroleptiques en 1952, antidépresseurs en 1957) a permis la sortie de l'hôpital aux patients qui s'y trouvaient parfois depuis des années, et la mise en œuvre d'une politique de soins davantage axée sur la prise en charge extrahospitalière et la prévention. Cette évolution s'est également accompagnée d'une extension des soins à des pathologies mentales de moindre gravité. De ce fait, les hospitalisations sans consentement, prédominantes jusqu'à la fin des années soixante-dix, sont devenues largement minoritaires et ne représentent plus aujourd'hui qu'une admission psychiatrique sur dix environ. L'HDT est près de trois à cinq fois plus fréquente que l'HO, ce qui en fait de loin la plus utilisée des mesures d'hospitalisation sans consentement. Cette évolution dans les modalités de soins explique aussi que l'hospitalisation sous contrainte ne peut plus aujourd'hui être considérée comme une mesure de défense sociale (bien que l'HO puisse, ponctuellement, jouer ce rôle), mais elle doit l'être avant tout comme une mesure destinée à protéger le sujet des conséquences de ses troubles et à permettre la mise en œuvre de soins adaptés.

La loi de 1990 a d'ailleurs renforcé les mesures déjà prévues par la loi de 1838 pour garantir les droits et la protection de ces sujets particulièrement vulnérables que sont les malades mentaux.

Certaines de ces mesures concernent les *modalités d'admission*. Celles-ci diffèrent selon qu'il s'agit d'une HDT ou d'une HO. L'HDT résulte en effet d'un processus de décision avant tout médical. Elle nécessite la rédaction de certificats médicaux circonstanciés constatant l'état mental de la personne et indiquant les particularités de sa maladie ainsi que la nécessité de la faire hospitaliser sans son consentement. Elle nécessite également une demande d'admission manuscrite et signée d'une tierce personne (membre de la famille ou susceptible d'agir dans l'intérêt du malade). L'HO résulte d'une décision administrative et prend effet avec la promulgation d'un arrêté préfectoral. Celui-ci doit être motivé et rédigé au vu d'un certificat médical circonstancié.

En cas de danger imminent, des procédures simplifiées permettent de mettre en œuvre une HDT sur présentation d'un seul certificat médical (associé à une demande d'admission), ou une HO par simple arrêté du maire (qui, à défaut de certificat médical, peut être prononcé lorsque le péril imminent est attesté par la seule notoriété publique).

Certaines contraintes légales visent à réduire le risque d'admission non justifiée. Ainsi, deux certificats médicaux (au lieu d'un seul pour la loi de 1838) sont désormais nécessaires à la mise en œuvre de l'HDT. De plus, seul un médecin n'exerçant pas dans l'établissement d'accueil peut rédiger le premier certificat d'HDT. En outre, les médecins rédacteurs des certificats d'HDT ne peuvent pas être parents ou alliés, ni entre eux, ni du directeur de l'établissement d'accueil, ni de la personne ayant demandé l'hospitalisation, ni du malade lui-même.

D'autres mesures protègent le malade au cours de son séjour. Elles imposent en particulier la rédaction régulière de certificats médicaux justifiant le maintien ou la levée de l'HDT, ou proposant le maintien ou la levée de l'HO. Dès leur admission, les patients doivent être informés de leurs droits :

droit de communiquer avec les autorités, de prendre conseil auprès d'un médecin ou d'un avocat de son choix, d'émettre ou de recevoir des courriers, etc. La loi prévoit que les établissements habilités à recevoir des patients en HDT ou en HO (tous les services de psychiatrie ne le sont pas) doivent être régulièrement et fortuitement visités par un certain nombre d'instances administratives et judiciaires (préfet, juge, maire, procureur de la République) afin de vérifier leur conformité à la loi et, le cas échéant, de recueillir les doléances des patients. Une « commission départementale des hospitalisations psychiatriques », composée de quatre membres, participe à ces visites ; sa mission est d'examiner la situation des personnes hospitalisées au regard du respect des libertés individuelles et de la dignité des personnes. Un certain nombre de voies de recours permettent aux patients ou à leurs proches de contester l'HDT ou l'HO par simple requête devant le président du tribunal de grande instance qui peut, le cas échéant, ordonner la sortie immédiate. De plus, l'HDT cesse dès que sa levée est requise par la personne ayant demandé l'admission, ou par un parent proche. Le médecin de l'établissement peut néanmoins s'opposer à cette demande en en informant le préfet qui statue.

Dans la pratique, les « internements arbitraires » sont d'une extrême rareté, et devraient devenir plus exceptionnels encore avec l'application stricte de la loi du 27 juin 1990. Pour certains, cependant, toute hospitalisation sous contrainte demeure suspecte, car privative de liberté. Ce type de mesure apparaît cependant légitime, tant du point de vue du respect des libertés que du point de vue médical. On peut en effet considérer que les troubles mentaux justifiant une hospitalisation sous contrainte entraînent tous, à des degrés divers, une perte de capacité du sujet à déterminer par lui-même le choix de ses conduites. L'impossibilité de consentir à l'hospitalisation fait d'ailleurs partie des éléments que doit obligatoirement attester le certificat médical. Dans de telles situations, les conduites du sujet sont en effet largement soumises à un mode de pensée pathologique qui, en définitive, prive l'individu de sa liberté. C'est dans ce sens que l'on pourrait encore considérer ces troubles mentaux comme un facteur d'« aliénation mentale ». Cela ne signifie pas pour autant que le patient doive être considéré comme exclu du champ de la communication, le maintien d'une relation interindividuelle s'avérant à la fois possible et nécessaire dans l'immense majorité des cas. Cela traduit plus simplement le fait que ces malades, privés de liberté à la suite du développement de leur trouble mental, peuvent espérer retrouver celle-ci grâce à des soins que seule une contrainte initiale aura rendu possibles. L'hospitalisation sans consentement ne peut ainsi se réduire à une privation de liberté et ne prend tout son sens que si elle est également considérée comme une mesure thérapeutique et de protection. De ce point de vue, le nécessaire respect de la liberté d'autrui, qui, à l'extrême, pourrait conduire au refus d'intervention, s'oppose à un autre impératif, qui est celui d'assister toute personne en danger. Ce dernier impératif doit en l'espèce d'autant plus prévaloir que l'une des finalités de l'acte d'assistance est justement d'aider le sujet à retrouver une marge de liberté dont l'a privé sa maladie.

Une autre critique a porté sur le caractère exclusivement médical et/ou administratif des procédures d'hospitalisation sous contrainte. Certains ont souligné le fait que l'hospitalisation d'office (mesure principalement administrative) ne peut qu'évoquer l'image de l'arbitraire, voire le souvenir des « lettres de cachet ». Ils soulignent en outre que, du fait que les garanties judiciaires accordées à l'individu restent toujours postérieures à la mesure d'hospitalisation sans consentement, le malade mental se trouve d'une certaine manière placé à un niveau de protection inférieur à celui des prévenus et des criminels. Considérant que seule l'autorité judiciaire est gardienne des libertés individuelles, ce groupe de pensée, principalement composé de juristes, a émis des propositions allant dans le sens d'une judiciarisation de la procédure d'hospitalisation sans consentement : dès 1979, le sénateur Caillavet déposait un projet de loi préconisant une admission par voie judiciaire pour les malades mentaux non consentants, tandis que le sénateur Dreyfus-Schmidt défendait ce principe durant la phase d'élaboration de la loi du 27 juin 1990. Une telle procédure, qui consiste à accorder au juge le pouvoir décisionnel en matière d'hospitalisation sans consentement, a été adoptée par de nombreux pays, en particulier par les États-Unis et sept des douze pays de l'Union européenne. Tout en respectant les recommandations du Conseil de l'Europe en matière de protection des libertés individuelles, la France a néanmoins opté en 1990 pour le maintien d'une procédure médicalisée. Le législateur s'est en effet montré sensible aux problèmes que risquait de soulever l'adoption d'une procédure judiciaire contradictoire : risque de retard à la décision dû à une multiplication des intervenants, alors que la plupart des situations nécessitent une action urgente ; risque d'une concentration des pouvoirs dans les mains des seuls juges, alors que le maintien de la procédure médico-administrative assortie de garanties judiciaires permet de préserver l'équilibre des pouvoirs et des contre-pouvoirs entre les différents acteurs potentiels.

Les hospitalisations sous le régime de la loi de 1990 représentent aujourd'hui moins d'une admission psychiatrique sur dix. De nombreuses situations rendent néanmoins de telles mesures encore nécessaires lorsqu'un patient est dans l'incapacité de consentir aux soins. C'est le cas lorsque le trouble mental s'exprime sous la forme d'un syndrome délirant, d'un état d'agitation et/ou d'agressivité, ou lorsqu'il s'accompagne d'un important risque suicidaire. Plusieurs types de pathologies peuvent conduire à de telles situations : psychoses aiguës ou chroniques (schizophrénies en particulier), psychoses organiques liées à une atteinte cérébrale, alcoolisme et toxicomanie, et troubles de l'humeur, enfin. Parmi ce dernier type d'affections, la maladie maniaco-dépressive peut conduire à une HDT ou à une HO dans deux situations : en cas de dépression et en cas d'accès maniaque.

Certains épisodes dépressifs peuvent conduire à une décision d'hospitalisation sans consentement. Il s'agit alors d'une HDT plus souvent que d'une HO : les épisodes dépressifs en cause, habituellement sévères et souvent de type mélancolique, compromettent en effet l'existence même du sujet plus que « l'ordre public et la sûreté des personnes ». Une telle mesure peut s'appuyer sur la notion de risque vital à court terme et sur la nécessité d'une protection immédiate : c'est le cas lorsque le déprimé exprime une intention suicidaire que l'on pense ne pas pouvoir prévenir en l'absence de surveillance en milieu spécialisé ; c'est aussi le cas lorsqu'il présente un refus alimentaire absolu, parfois inscrit dans un tableau de stupeur (état de prostration avec mutisme et absence de réactivité à l'environnement), qui nécessite des soins spécifiques, en particulier d'ordre nutritif. Une HDT peut également se justifier lorsque la gravité du tableau dépressif rend les soins tout à la fois indispensables et irréalisables hors du milieu hospitalier compte tenu de la méconnaissance des troubles. C'est en particulier le cas de certaines mélancolies délirantes qui s'accompagnent d'ailleurs souvent d'un risque suicidaire important.

Certains accès maniaques peuvent également justifier une mesure d'HDT. Dans certains cas, il s'agit du seul moyen d'assurer à ces patients les soins indispensables qu'ils sont dans l'incapacité de solliciter en raison de la méconnaissance de leurs troubles. Il s'agit également d'une mesure préventive dont l'objectif n'est pas tant de prémunir le patient d'un danger vital (bien que la multiplication des conduites à risque observée chez un bon nombre de ces patients puisse les y exposer) que de limiter le risque de déstabilisation sociale favorisé par les troubles du comportement : risque d'endettement en raison de la multiplication des dépenses inconsidérées, risque de perte d'emploi par licenciement ou même par démission (les patients étant souvent convaincus qu'il leur sera aisé de trouver une meilleure situation), risque d'atteinte de leur équilibre familial (par décision de séparation conjugale soudaine et irréfléchie), risque judiciaire lié au désordre des conduites et à la propension de ces patients à transgresser les interdits sociaux (exhibitionnisme, avances sexuelles). Bien que plus rare, une mesure d'HO peut s'imposer en cas de trouble de l'ordre public ou de menace pour autrui : elle peut s'avérer nécessaire lorsque l'accès maniaque s'accompagne d'une agitation motrice extrême, agressive et violente (« manies furieuses »), ou lorsque le patient développe à l'égard d'un tiers des idées délirantes de préjudice susceptibles de le conduire à des voies de fait (exceptionnelles formes « pseudo-paranoïaques »). Dans de telles situations, la nécessité de protéger la sûreté des personnes peut justifier cette procédure médico-administrative.

Chapitre 3

Les traitements de la dépression

Pierre fut donc hospitalisé contre sa volonté. Malgré l'insistance du docteur T..., il refusait le plus souvent de parler ou n'évoquait son passé que pour s'en reprocher différents moments. Tout abord psychothérapique était, bien sûr, impossible. Chaque parole du docteur T... était interprétée comme un jugement négatif ou un reproche ; elle ne faisait que réactiver les autocritiques que Pierre s'infligeait sans cesse à lui-même, en le plongeant dans de nouveaux abîmes de souffrance. Il fallait le soulager, le libérer du cercle vicieux de ses représentations morbides, tout en lui assurant la protection du cadre hospitalier et un soutien psychologique sans interventionnisme excessif. Le traitement de l'accès dépressif nécessitait la mise en œuvre d'une chimiothérapie antidépressive, qui, même si Pierre n'y croyait pas, devait permettre de lever la douloureuse sidération motrice et psychique qu'il vivait.

Le docteur T... choisit de traiter Pierre par des perfusions d'Anafranil, traitement très éprouvé et sûr, en leur associant un traitement sédatif destiné à soulager l'angoisse.

La dépression est sans doute l'un des troubles psychiatriques qui a le plus bénéficié des thérapeutiques développées au cours des quarante dernières années. Longtemps réduit à la seule électroconvulsivothérapie (ECT, ou traitement par électrochocs, ou sismothérapie), mise au point dès 1938 en Italie par Cerletti et Bini, le traitement de la dépression a connu un progrès considérable avec la découverte des premiers médicaments antidépresseurs en 1957 et, dans une moindre mesure, avec l'élaboration de techniques psychothérapiques adaptées à cette indication. La dépression est une pathologie très largement répandue (un sujet sur dix est ou a été déprimé au cours de son existence), et la grande majorité des cas sont traités en consultation. Les indications d'hospitalisation sont plus facilement portées chez les patients qui ne bénéficient pas d'un bon soutien extérieur. Elles concernent avant tout les dépressions non réactives aux traitements (dépressions « résistantes ») et les dépressions graves (formes mélancoliques, délirantes, stuporeuses, dépressions à haut risque suicidaire...). Dans ces cas, si le patient s'y oppose, une hospitalisation sur demande d'un tiers peut être décidée afin de mettre en œuvre la surveillance et le traitement requis par l'état du sujet.

Le schéma thérapeutique est le même pour les dépressions de la maladie maniaco-dépressive et pour les autres types de dépression. La prescription des antidépresseurs et des électrochocs suit les mêmes règles, à quelques nuances près. Seule la place des psychothérapies diffère, comparativement à d'autres formes de dépression.

LES ANTIDÉPRESSEURS

C'est en 1957 que sont apparus les premiers antidépresseurs : iproniazide (Marsilid*) et imipramine (Tofranil*). Leur découverte a bouleversé la prise en charge et l'évolution des dépressions lorsqu'il est apparu que des sujets vivant depuis de longs mois dans un état d'inertie, de désespoir, de rumination et d'angoisse permanents pouvaient, après trois ou quatre semaines de traitement, reprendre goût à la vie en retrouvant leurs activités et leur personnalité antérieures.

Depuis lors, de nombreux antidépresseurs sont venus s'ajouter à ces deux chefs de file, et on dénombre à l'heure actuelle près d'une trentaine de produits commercialisés en France. Le progrès apporté par ces nouvelles molécules tient moins à un gain d'efficacité qu'à leur meilleure tolérance et leur moindre toxicité.

En effet, les *antidépresseurs de première génération*, qu'ils appartiennent à la classe les tricycliques imipraminiques [1] ou à celle des inhibiteurs de la monoamine oxydase (IMAO) [2], restent toujours la référence en matière d'efficacité. Leurs effets indésirables peuvent toutefois gêner l'utilisation de ces produits, surtout en consultation de ville et chez les généralistes. L'action « anticholinergique » des antidépresseurs tricycliques est ainsi susceptible de produire chez certains malades une sécheresse de la bouche, une constipation, des problèmes visuels (troubles de l'accommodation et de la convergence), voire des troubles urinaires (miction difficile), ces produits pouvant par ailleurs provoquer des chutes de tension lors du passage à la position debout (hypotension orthostatique). Bien qu'il soit possible de les corriger par certains médicaments, ces effets indésirables ont contribué à limiter aussi bien la prescription des antidépresseurs par certains médecins peu habitués à gérer de telles situations que l'observance de certains malades handicapés et inquiétés par leur survenue. L'utilisation des IMAO classiques a elle-même été très limitée, y compris en milieu psychiatrique, en raison des contraintes (régime alimentaire strict, contre-indications médicamenteuses) et des risques (cardiovasculaires en particulier) d'emploi de ces médicaments.

De ce fait, l'apparition, dès la fin des années soixante-

---

1. Par exemple : l'imipramine ou Tofranil*, la clomipramine ou Anafranil*, l'amitriptyline ou Laroxyl*.
2. Par exemple : l'iproniazide ou Marsilid*.

dix et surtout durant les années quatre-vingt, d'antidépresseurs de nouvelle génération, à la fois efficaces, mieux tolérés et présentant moins de risque de toxicité en cas de surdosage [1], a notablement facilité l'emploi de ces produits, spécialement chez les sujets sensibles aux effets indésirables (personnes âgées notamment).

Le choix de tel ou tel antidépresseur est affaire de cas particuliers. Le plus souvent, le médicament peut être prescrit seul, en monothérapie. Il est cependant des dépressions dont le traitement nécessite une association médicamenteuse. Dans certains cas, l'anxiété et les troubles du sommeil peuvent justifier la coprescription d'un anxiolytique et/ou d'un hypnotique.

Ces médicaments associés restent toutefois purement symptomatiques : ils soulagent le trouble considéré sans accélérer l'évolution du processus dépressif. Le cas des dépressions délirantes est quelque peu différent. Ces états pathologiques, plus fréquemment rencontrés dans les dépressions de la maladie maniaco-dépressive, nécessitent l'association d'un traitement neuroleptique au traitement antidépresseur. Contrairement aux anxiolytiques et aux hypnotiques, les neuroleptiques ont un effet plus que symptomatique et semblent participer directement au processus de guérison : plusieurs études ont en effet montré que l'efficacité d'une telle association était supérieure à celle des antidépresseurs prescrits seuls.

Quel que soit l'antidépresseur prescrit, la cinétique d'action et les modalités de prescription obéissent à un certain nombre de règles communes.

Les antidépresseurs sont des médicaments d'*action différée*. Si on exclut le fait que l'effet anxiolytique propre à certains antidépresseurs peut apporter dès les premières prises une cédation de l'angoisse, les premiers signes d'amélioration (redressement de l'humeur, plus grande vitalité...)

---

1. Par exemple : la fluoxétine ou Prozac*, la fluvoxamine ou Floxyfral* et la miansérine ou Athymil*.

ne se manifestent habituellement pas avant la fin de la première semaine de traitement, souvent au-delà. La poursuite de l'amélioration est alors progressive (elle se fait parfois en dents de scie), la rémission totale étant obtenue trois à six semaines après le début du traitement. Il est plus rare d'observer une guérison brusque, le déprimé sentant d'un instant à l'autre (souvent au réveil, parfois à un moment précis de la journée) la disparition de son état dépressif. Une telle évolution, plus fréquente dans la maladie maniaco-dépressive bipolaire que dans les autres formes de dépression, doit faire redoubler de vigilance par crainte du passage à un état d'excitation (virage maniaque). Une telle éventualité demeure en effet un des principaux risques liés à l'utilisation des antidépresseurs dans la maladie bipolaire qu'elle peut d'ailleurs venir révéler (lorsqu'un virage sous traitement survient en l'absence d'antécédents de manie).

Les patients doivent être avertis de l'effet retardé de leur traitement, afin qu'ils ne concluent pas prématurément à son inefficacité. Les entretiens doivent être plus rapprochés durant cette phase initiale du traitement, surtout en cas d'idées suicidaires. L'amélioration asynchrone de la symptomatologie peut en effet conduire à une levée de l'inhibition psychomotrice avant que les idées suicidaires ne se soient effacées : le risque de passage à l'acte est alors majeur.

L'effet des antidépresseurs est un *effet suspensif*. Cela signifie que l'action initiale de ces médicaments est probablement de suspendre plus que de supprimer les dérèglements biologiques responsables du trouble dépressif. De nombreuses études ont d'ailleurs pu montrer qu'une interruption trop précoce du traitement antidépresseur, c'est-à-dire dès que la rémission a été obtenue, s'accompagne d'un risque de rechute élevé comparativement à son maintien. La période « à risque », au cours de laquelle existe un risque significatif de rechute, couvre les six à huit mois qui suivent la résolution symptomatique, et de nombreux auteurs ont souligné que ce délai correspondait au temps moyen d'évolution spontanée des épisodes dépressifs. À la phase thérapeutique dite « curatrice » (qui aboutit à la rémission) doit donc succéder un traitement de « consolidation » ou de « maintenance » d'au moins six à huit mois destiné à éviter la survenue d'une rechute précoce. Au cours de cette période, le malade est considéré comme « en rémission » ; ce n'est qu'après arrêt du traitement de « maintenance » que la « guérison » de l'accès dépressif pourra être affirmée.

Les études contrôlées destinées à comparer l'efficacité des antidépresseurs à celle d'un produit pharmacologiquement inactif (placebo) ont montré que 60 à 70 % des dépressions sont significativement améliorées après quatre à six semaines de traitement, alors que le taux de réponse au placebo n'excède pas 20 à 30 %. Les dépressions de la maladie maniaco-dépressive sont considérées comme particulièrement sensibles à la chimiothérapie.

Il est cependant des états dépressifs réfractaires aux traitements antidépresseurs qui posent des problèmes spécifiques de prise en charge. Avant de porter un diagnostic de dépression « résistante », il convient toutefois de vérifier qu'il ne s'agit pas d'une dépression insuffisamment traitée. Ce cas de figure n'est pas exceptionnel et tient au fait que l'efficacité d'un traitement est étroitement dépendante de la dose administrée et de la durée de sa prescription. De nombreux patients reçoivent, en effet, un traitement à des doses égales, voire inférieures aux doses minimales recommandées. Or la dose efficace peut notablement varier d'un individu à l'autre (du simple au double, voire du simple au triple), et ces sujets sont parfois considérés comme résistants au traitement alors même qu'ils pourraient réagir à des doses plus élevées. Comme nous l'avons vu, l'action des antidépresseurs est différée, et là encore de nombreux patients sont déclarés résistants après deux à trois semaines de traitement, alors même que certains ne bénéficient de celui-ci qu'au bout de quatre à six semaines de cure. On considère donc actuellement qu'un déprimé ne peut être considéré comme résistant à un médicament antidépresseur qu'après un minimum de quatre semaines de traitement à des posologies efficaces.

Certaines dépressions sont réfractaires à plusieurs traitements antidépresseurs successifs bien conduits. Elles imposent tout d'abord de rechercher une cause à cette résistance. Tous les facteurs de résistance connus ne sont pas susceptibles d'être réduits, certains d'entre eux pouvant cependant faire l'objet d'actions préventives. On sait en particulier que les accès dépressifs sont d'autant moins sensibles à leur traitement que celui-ci est entrepris tardivement. Ainsi, le diagnostic précoce et le traitement intensif des états dépressifs peuvent être considérés comme la première mesure permettant de réduire le risque de résistance. D'autres facteurs de résistance peuvent être secondairement réduits : certains médicaments (par exemple certains antihypertenseurs), connus pour antagoniser l'activité des antidépresseurs, peuvent ainsi être remplacés par d'autres produits n'ayant pas cet inconvénient ; certaines pathologies organiques, comme l'hypothyroïdie ou une maladie de Parkinson, l'abus ou la dépendance à l'alcool, les troubles de la personnalité, sont autant d'autres facteurs de résistance susceptibles d'être amendés par une thérapeutique adaptée. En cas de résistance persistante, de nombreuses stratégies thérapeutiques incluant le recours à l'électroconvulsivothérapie (ECT) ont fait la preuve de leur efficacité et peuvent être utilisées.

Quel que soit l'intérêt des antidépresseurs, leurs indications et leur efficacité connaissent des limites qu'il convient de préciser au mieux. Une des premières limites d'emploi des antidépresseurs tient à leur délai d'action. Certaines dépressions graves imposent une hospitalisation et la mise en œuvre d'un traitement à la fois énergique et rapidement efficace. Dans de telles situations, les trois à quatre semaines nécessaires au développement de l'activité d'un antidépresseur peuvent apparaître excessives. Le thérapeute pourra alors avoir recours à l'électroconvulsivothérapie dont l'efficacité est, dans de tels cas, à la fois plus précoce et plus constante que celle des médicaments.

Au sein des *dépressions de faible intensité* se situe une

autre limite, encore imprécise, qui définit le seuil au-dessous duquel les antidépresseurs peuvent être considérés comme inefficaces et non indiqués. Compte tenu de l'augmentation régulière des prescriptions d'antidépresseurs, cette question a fait, ces dernières années, l'objet d'un débat public et médiatique, centré sur un médicament (le Prozac*), plus idéologique que fondé sur l'expérience. De nombreuses voix se font ainsi entendre, suggérant que l'augmentation des prescriptions ne serait que l'effet d'une surconsommation abusive. Cet abus tiendrait au fait que la prise médicamenteuse répondrait à un besoin de confort plus qu'à une nécessité médicale et pourrait même, selon certains, être assimilée à une toxicomanie, le sujet cherchant dans le médicament une psychostimulation artificielle susceptible de l'aider à affronter les difficultés de l'existence. D'autres laissent entendre que les effets au long cours des antidépresseurs aboutiraient à une véritable modification de la personnalité, ouvrant ainsi la porte au risque de transformation pharmacologique des individus. D'autres encore, arguant du fait que de nombreuses dépressions surviennent en réaction à des difficultés environnementales, stigmatisent les traitements antidépresseurs comme une forme injustifiée de médicalisation des problèmes psychosociaux.

Ces opinions méconnaissent cependant la nature de la souffrance dépressive aussi bien que les propriétés des antidépresseurs. Après bientôt quarante ans d'expérience, il apparaît que les antidépresseurs sont des produits dépourvus de potentiel toxicomanogène : ils ne provoquent de fait aucun effet direct et immédiat susceptible de créer une appétence toxicomaniaque et ne posent guère de problèmes de dépendance physiologique, même après une prise au long cours. De ce point de vue, rien ne permet de distinguer les antidépresseurs les plus récents des produits les plus classiques. De fait, seuls les sujets présentant un trouble psychiatrique sensible aux antidépresseurs sont susceptibles d'éprouver un effet positif lié à leur consommation. L'idée selon laquelle le traitement médicamenteux des états dépressifs précipités par des facteurs psychosociaux (chômage, difficultés et conflits professionnels, problèmes familiaux, etc.) serait une idée abusive et sacrifierait le traitement de la cause à celui des effets doit également être combattue. Il est, bien entendu, légitime de ne pas engager de traitement antidépresseur chez les sujets présentant un trouble de l'adaptation d'allure dépressive, qui régresse habituellement dès la fin de la période de stress. Mais, dès lors que le processus dépressif paraît autonomisé, son traitement médicamenteux se justifie : en effet, dans de tels cas, la simple réduction du stress et/ou des difficultés de la vie ne permet pas d'obtenir la levée du syndrome dépressif ; qui plus est, le traitement de la dépression se justifie d'autant plus que celle-ci est une entrave aux efforts d'adaptation qu'imposent ces événements et ces situations stressants. Le traitement devra toutefois inclure, dans de nombreux cas, une prise en charge psychothérapique en parallèle de la cure d'antidépresseurs. Le troisième point de vue, selon lequel l'usage des antidépresseurs comporte le risque d'une modification de la personnalité, méconnaît, là encore, la nature de leur action et la notion même de personnalité. Cette opinion établit, en effet, une confusion entre l'ensemble des traits stables d'un individu, acquis au cours de son développement et constitutifs de son être propre, et les remaniements induits par un état pathologique qui, très habituellement, se traduisent par un appauvrissement des compétences affectives et cognitives. La discussion concernant l'impact des antidépresseurs sur cette dimension vient du fait que certains patients présentant une dysthymie très ancienne peuvent être considérablement soulagés par ces traitements et offrir à leur entourage un visage auquel il n'était pas accoutumé. Loin de traduire une « modification de personnalité », cet effet doit être interprété comme une restauration des capacités du sujet, longtemps masquées par la dépression. Pour les patients eux-mêmes, l'action des antidépresseurs se traduit, non pas par une impression de changement de personnalité, mais bien davantage par le sentiment de se retrouver à nouveau soi-même. Nombre d'entre eux comparent cet effet à la levée d'un « voile noir », d'une « chape de plomb » qui les auraient oppressés depuis des années.

Pour conclure, il convient de souligner que ce débat sur l'hypothétique risque d'abus des antidépresseurs ne doit pas masquer un autre problème tout aussi important, qui concerne l'insuffisance de l'*accès aux soins* des déprimés et, chez les déprimés qui consultent, l'insuffisance du *dépistage* et du *traitement* de leur pathologie. En 1992, une vaste étude américaine a montré que seuls 39 % des personnes souffrant de dépression typique avaient consulté un médecin pour cette pathologie au cours des six mois précédents ; en effet, 21 % d'entre eux n'avaient pas consulté au cours de cette période et 39 % avaient consulté un médecin pour d'autres motifs. On estime par ailleurs que 25 à 50 % des états dépressifs présentés par les consultants de médecine générale ne sont pas diagnostiqués par le médecin et que seuls 12,5 à 50 % des dépressions reconnues reçoivent un traitement antidépresseur.

L'ÉLECTROCONVULSIVOTHÉRAPIE OU ECT

Mise au point dès 1938, l'électroconvulsivothérapie a subi à partir des années soixante une certaine désaffection avant de retrouver au cours des années quatre-vingt une place indiscutée parmi les principaux moyens thérapeutiques en psychiatrie.

Le principe de l'électroconvulsivothérapie consiste à provoquer une crise comitiale (crise d'épilepsie) généralisée sous l'effet d'une stimulation électrique. La désaffection pour ce traitement au cours des années soixante tenait autant aux représentations collectives qui assimilaient volontiers l'ECT à une technique barbare, voire à une forme de « torture électrique », qu'à l'extension de la pharmacothérapie qui, peu à peu, reprenait des indications autrefois dévolues aux électrochocs. Aujourd'hui, l'ECT peut être considérée comme une thérapeutique sûre et particulièrement efficace dans les strictes indications qui lui sont reconnues.

Les modalités techniques de l'ECT ont en effet considérablement évolué depuis cinquante ans. Aujourd'hui, les séances d'ECT sont réalisées après bilan visant à éliminer de rares contre-indications et sous contrôle d'un anesthésiste. La stimulation électrique est administrée sous anesthésie générale et curarisation : l'anesthésie, très brève (une à deux minutes), est destinée à réduire l'impact psychologique de la crise, tandis que la curarisation vise à limiter l'intensité des contractions musculaires. Cette précaution technique a contribué à rendre rarissimes les complications mécaniques (fractures) de l'ECT. Les troubles cognitifs sont un autre effet secondaire possible de l'ECT. En dehors de la survenue d'épisodes de confusion mentale (le sujet est désorienté dans le temps et dans l'espace, présente une baisse de vigilance), il s'agit habituellement d'une amnésie lacunaire : le sujet perd le souvenir des heures qui ont précédé la séance, parfois de la période ayant précédé le traitement, voire des jours ou des semaines qui succèdent à la cure. La pratique de l'ECT unilatérale (un seul hémisphère cérébral subit la stimulation électrique) permettrait de limiter cet effet indésirable. Quelle que soit son importance, l'atteinte mnésique est toujours transitoire et réversible : le sujet retrouve ses capacités de fixation, seule persistant la lacune amnésique.

La cure d'ECT nécessite une hospitalisation. Elle comprend habituellement six à douze séances, parfois davantage, à raison de trois séances par semaine en moyenne.

Si les dépressions de la maladie maniaco-dépressive sont parmi les plus sensibles à l'ECT, celle-ci présente des indications bien particulières. Parfois, ce type de traitement peut être indiqué d'emblée. Il en est ainsi en cas d'« urgence thérapeutique », lorsque la gravité de l'état dépressif ne permet pas d'attendre les deux à trois semaines nécessaires à l'action des antidépresseurs. Cette gravité tient au risque suicidaire, au refus alimentaire ou aux troubles du comportement (agitation anxieuse, stupeur...). En cas de mélancolie délirante, l'ECT peut également être indiquée d'emblée : l'activité thérapeutique de ce traitement est en effet rapide et constante (80 à 90 % de bons résultats contre 65 à 75 % pour l'association antidépresseurs-neuroleptiques). L'utilisation d'emblée de l'ECT se justifie en outre chez les sujets ayant présenté des épisodes dépressifs antérieurs réfractaires aux médicaments et guéris par ECT, mais aussi chez les sujets âgés présentant une dépression d'allure démentielle : les ECT sont en effet généralement mieux tolérées que les antidépresseurs tricycliques chez le sujet âgé et représentent, le cas échéant, un test diagnostic plus sûr que ces derniers. L'ECT peut enfin être indiquée secondairement, après échec de plusieurs traitements antidépresseurs, dans les états dépressifs sévères et/ou invalidants.

LES AUTRES TRAITEMENTS BIOLOGIQUES

De nombreuses formes de traitement ont été essayées dans les états dépressifs, qu'il s'agisse de la photothérapie, ou traitement par la lumière (dans les dépressions dites saisonnières), de la privation de sommeil qui consiste à raccourcir ou à supprimer durant plusieurs nuits consécutives le temps de sommeil (mais dont les effets apparaissent peu durables) ou de médicaments divers.

Chez les sujets présentant une maladie maniaco-dépressive bipolaire, l'utilisation des antidépresseurs comporte, nous l'avons vu, le risque de favoriser les virages maniaques et même, d'après certains auteurs, celui de déstabiliser le cours évolutif de la maladie en accélérant le rythme des récidives. C'est pourquoi l'utilisation du lithium (qui semble présenter dans ces indications une réelle activité antidépressive) a pu être préconisée, en cas de dépression peu sévère, de préférence à la chimiothérapie antidépressive.

LES PSYCHOTHÉRAPIES

Les psychothérapies occupent actuellement une place importante dans le traitement des accès dépressifs, place réservée à certains types de dépression cependant.

En dehors de la psychothérapie de soutien, qui fait partie de toute prise en charge psychiatrique, de nombreuses psychothérapies structurées ont été proposées dans cette indication. Il ne s'agit pas tant des psychothérapies analytiques (cure type) ou d'inspiration analytique, qui visent moins un effet curatif à court terme que la réduction à long terme de certains facteurs de vulnérabilité dépressive, que des psychothérapies cognitives et comportementales. Ces psychothérapies ne s'adressent qu'aux dépressions d'intensité légère à modérée. Elles visent, au cours d'une cure limitée dans le temps (dix à trente séances durant un à six mois), à modifier, avec l'accord et l'aide du sujet, un certain nombre de comportements (retrait social, perte d'initiative...) et/ou de distorsions de pensée (monologues intérieurs défaitistes) susceptibles de favoriser la survenue des accès dépressifs et d'en entretenir le cours.

De telles psychothérapies structurées sont rarement utilisées à titre curatif dans les dépressions de la maladie maniaco-dépressive. Lorsqu'elles sont indiquées, elles peuvent être conduites parallèlement au traitement psychiatrique médicamenteux par un thérapeute indépendant (prise en charge bifocale), ces deux modalités thérapeutiques étant complémentaires.

Ce premier séjour en psychiatrie de Pierre ne se prolongea pas plus d'un mois. Grâce aux perfusions intraveineuses d'un antidépresseur (l'Anafranil) et aux tranquillisants associés, l'état de profonde angoisse qui tourmentait Pierre depuis des mois* commença à céder dès la première semaine. À partir du quinzième jour, le sommeil comme l'appétit commencèrent à se normaliser, tandis que Pierre retrouvait à nouveau un certain intérêt pour le monde environnant et pour la musique. Trois semaines après son admission, Pierre sentit au réveil comme une sorte de « déclic ». Le voile opaque qui depuis des mois s'interposait entre le monde et lui semblait s'être soudainement déchiré : il revivait. Pour les médecins, ce « virage de l'humeur » venait signer la sortie de l'état dépressif. Pour Pierre, cela signifiait avant tout la fin d'une hospitalisation qu'il n'avait au fond de lui jamais acceptée.

Très vite après sa sortie et malgré les recommandations du docteur T..., Pierre renonça à poursuivre les traitements qui lui avaient été prescrits et ne se présenta plus aux consultations. Le bien-être qu'il avait retrouvé à la fin de son séjour se transforma insensiblement en un état de légère excitation accompagné de quelques débordements faits d'achats coûteux et inutiles, d'infidélités conjugales, et d'une surproduction musicale dont il ne reconnut que bien plus tard la pauvreté. Pour les parents de Pierre, ces débordements venaient simplement signifier la joie d'un retour à la vie. Pierre lui-même partageait entièrement ce point de vue, et l'épisode qu'il venait de traverser, qualifié par les psychiatres de « dépression mélancolique », n'était pour lui qu'une simple réaction au surmenage professionnel qui avait été le sien depuis le début de l'année. Il ne pouvait s'agir en aucun cas d'une maladie, et moins encore d'une maladie dépressive, la conjonction de ces deux termes lui semblant d'ailleurs parfaitement incongrue. Pierre pensait avoir été victime d'un internement abusif, et l'efficacité du traitement hospitalier, qu'il avait peine à reconnaître, n'était pas un argument suffisant pour le convaincre du caractère pathologique de ses troubles et de la nécessité d'un suivi thérapeutique. L'état de Pierre se stabilisa néanmoins peu à peu, et la vie reprit son cours antérieur, fait de fluctuations saisonnières.

Quatre ans plus tard, deux événements se succédèrent en peu de temps : ce fut tout d'abord la promotion de Pierre à un poste de direction, considérée par tous comme la juste récompense d'un travail acharné ; ce fut aussi, six mois plus tard, sa seconde hospitalisation.

II

L'« EXCITATION MANIAQUE » : LES RÉSISTANCES DE PIERRE À L'ALLIANCE THÉRAPEUTIQUE

Une semaine après l'annonce de sa promotion, le caractère et les comportements de Pierre connurent une modification brutale, entraînant des troubles dont l'accentuation progressive allait finir par compromettre l'équilibre familial. De jour comme de nuit, Pierre ne cessait d'aller et de venir. Il était infatigable, déambulait en permanence dans la maison, entamait mille activités sans jamais les conduire à leur terme, quittait brusquement le domicile pour vaquer durant de longues heures à de mystérieuses « affaires » sans se préoccuper des rythmes familiaux. Son caractère s'était modifié : plutôt taciturne au cours des mois précédents, il était devenu ouvert, gai, expansif, bavard. Il s'amusait d'un rien, riait de ses propres jeux de mots, inondait son entourage de propos sans queue ni tête. Les idées fusaient, souvent humoristiques et drôles, mais parfois faites de reparties cinglantes à la moindre contrariété. Son humeur changeait alors : Pierre se montrait irritable, agressif, menaçant, dès lors que ses proches semblaient vouloir entraver ses projets, voire devant la moindre manifestation d'inquiétude à son égard. Pierre ne considérait pas son état comme patho-

logique mais, bien au contraire, comme un état de forme « extraordinaire » qui lui permettait enfin d'exprimer pleinement son potentiel. À l'écouter, ses capacités n'étaient pas minces. Pierre n'hésitait pas à se considérer comme un génie financier ; il avait mis au point un moyen infaillible de s'enrichir, consistant à acheter à crédit un grand nombre de logements qu'il destinait à la location : l'argent des loyers, prétendait-il, devait sans difficulté lui permettre de faire face au remboursement de ses emprunts tout en lui assurant de confortables revenus. Les moindres réserves concernant ses projets immobiliers plongeaient Pierre dans une profonde irritation : elles étaient la preuve que son intelligence comme sa réussite ne pouvaient que susciter l'envie du monde entier, et Pierre soupçonnait aussitôt son interlocuteur de vouloir tirer profit de ses géniales intuitions. Sans trop en connaître le détail ni l'importance, la famille de Pierre voyait les emprunts s'accumuler, les achats inutiles se multiplier. Son épouse avait une autre source d'inquiétude, qu'elle avait par pudeur dissimulée au reste de la famille : Pierre semblait saisi d'une véritable frénésie sexuelle. Nuit et jour, il la harcelait pour obtenir satisfaction et, devant ses refus, n'hésitait pas à multiplier les aventures extraconjugales. Pierre ne s'en cachait pas, considérant comme un honneur pour sa femme d'avoir un mari aussi ardent.

C'est donc en promettant que l'entretien avait pour seul but de les rassurer que les proches de Pierre l'avaient convaincu de consulter un spécialiste. Pierre avait accepté, certain qu'un médecin de bonne foi ne pourrait que reconnaître sa bonne santé mentale. Il se présenta donc en fin d'après-midi aux urgences de l'hôpital où il avait été hospitalisé la première fois, en compagnie de son père et de son épouse.

Pierre et ses proches furent reçus par le psychiatre de garde. La famille exposa brièvement les récents évé-

nements et ses motifs d'inquiétude, puis le médecin demanda à voir Pierre seul. Celui-ci avait bien changé au cours des dernières semaines : lui d'ordinaire si soigné, si attentif à sa toilette, se présentait débraillé, la chemise maculée de taches de vin, le visage mal rasé. Il ne tenait pas en place, allait et venait de son siège au couloir, parlant beaucoup et fort, ponctuant son discours de mimiques et de gesticulations. Le médecin eut du mal à conduire son entretien. Pierre ne parvenait jamais à répondre aux questions posées, passait d'une idée à l'autre, interrompait brusquement son développement à la moindre sollicitation extérieure : alors qu'il évoquait ses aventures de la veille, il remarqua soudainement sur le bureau la présence d'un tensiomètre ; sans plus attendre, il l'enfila avant de monter sur sa chaise pour chanter la gloire de ses jeunes années au cours desquelles, portant son brassard de capitaine en tous points semblable à celui-ci, il avait conduit tant de fois vers la victoire l'équipe de football de sa classe. L'entretien était décousu mais jovial. Pierre était drôle, il multipliait les jeux de mots et paraissait ravi d'être écouté avec autant d'attention. Il confirma les dires de son entourage à propos de ses projets financiers, proposant même au médecin, qui semblait être devenu son familier, de participer à ces prometteuses affaires.

L'état d'excitation pathologique était patent. Le médecin tenta de conclure provisoirement l'entretien par un constat : Pierre se trouvait dans un état d'agitation inhabituelle qui risquait de lui être très préjudiciable ; il était possible de l'aider à faire face à cette situation à condition qu'il accepte d'être hospitalisé. La réaction fut brutale : Pierre quitta brusquement le bureau médical, claqua la porte avec violence, et s'en prit à sa famille qui patientait dans la salle d'attente. Il accusa son père, mais plus particulièrement sa femme, de l'avoir une nouvelle fois trahi, de vouloir

« *l'enfermer avec les fous* », *et de chercher* « *comme toujours* » *à se débarrasser de lui. Les cris de Pierre alertèrent le personnel des urgences, et ce n'est qu'avec peine que le psychiatre et les infirmières purent le convaincre de se calmer, de prendre un sédatif et de se reposer quelques minutes dans une salle d'examen.*

Le médecin demanda alors à revoir la famille pour lui exposer son avis : une hospitalisation immédiate s'imposait. L'état d'excitation de Pierre était en effet clairement pathologique et comportait de graves risques : risque financier, compte tenu des dépenses exorbitantes qu'il projetait d'engager sur des projets irréalistes (sans compter les découverts bancaires et les emprunts déjà réalisés) ; risque professionnel, les débordements de Pierre, son agressivité, le désordre qu'il introduisait dans un milieu habituellement très policé, pouvaient donner de nombreux motifs de licenciement pour faute professionnelle (et le médecin comme la famille de Pierre connaissaient les difficultés à retrouver un emploi pour ceux qui en étaient privés) ; risque d'éclatement familial, la situation étant devenue ingérable pour des proches dépourvus de tout moyen d'influence, soumis au dérèglement de leur vie quotidienne et à un climat d'inquiétude permanent ; risque physique, enfin, tenant au fait que Pierre semblait avoir perdu tout sens du danger ; son imprudence au volant, la familiarité et l'agressivité dont il pouvait faire preuve face à des inconnus (comportements sans doute accentués par de fréquents abus d'alcool) l'exposaient en permanence à un accident ou à la violence physique, tandis que son épouse redoutait que les multiples frasques sexuelles de Pierre n'aboutissent à sa contamination par le virus du sida.

Seule une hospitalisation pouvait protéger Pierre. Elle s'imposait d'autant plus que seuls des soins médicaux permettaient d'espérer un rapide retour à l'état antérieur et, avec lui, la reconnaissance par Pierre du bien-fondé d'une telle décision.

La décision d'hospitalisation se heurtait néanmoins au refus de Pierre, lié lui-même à l'absence de prise de conscience du caractère pathologique de son état. Stigmate habituel de ce type de trouble, cette perturbation du jugement rendait totalement irréaliste tout projet de traitement à domicile. Elle mettait Pierre dans l'impossibilité d'exercer son libre arbitre et de consentir aux propositions de soins qui lui étaient faites. Le médecin expliqua alors à la famille qu'une décision d'hospitalisation sous contrainte, l'« hospitalisation sur demande d'un tiers », pouvait dans un tel cas être prise. Comme ils l'avaient appris quatre ans auparavant, une telle décision nécessitait non seulement la rédaction de deux certificats médicaux, mais aussi une demande d'admission manuscrite habituellement rédigée par un proche du patient.

Pierre avait gardé un souvenir douloureux de sa première hospitalisation. Il n'en tenait pour autant pas rigueur à ses parents : après quelques semaines, il avait en effet pu quitter l'hôpital, mieux qu'il ne s'était jamais senti. Il se contentait depuis de ne plus en parler, comme pour effacer une tache noire de son passé. Le père n'avait pas non plus oublié l'hospitalisation qu'il avait signée avec sa femme contre l'avis de son fils. Fallait-il, une nouvelle fois, traiter Pierre contre son gré, accepter son enfermement ? Toutes les craintes et les hésitations qu'ils avaient connues jadis retrouvaient leur actualité. Comment Pierre allait-il supporter les conditions matérielles d'une telle hospitalisation, la vie en collectivité ? Son état n'allait-il pas s'aggraver à côtoyer les malades mentaux qui se trouvaient là-bas et que le père imaginait bien plus atteints que son fils ? Allait-il accepter d'être privé de liberté, séparé de son milieu de vie habituel et coupé de ses proches, alors que son état rendait plus nécessaire que jamais la pré-

sence de ces derniers ? D'ailleurs, cette présence n'était-elle pas le principal facteur de guérison pour Pierre ? L'entourage ne pourrait-il pas, à force d'affection, l'aider mieux que quiconque à surmonter cette crise ? Son père croyait que la famille était le mieux à même de le comprendre, sachant ce qu'il aimait, ce qu'il redoutait et ce qui le rendait heureux. Son fils, au seuil de l'hospitalisation, n'exigeait-il pas de retrouver son milieu ? Comment un père pourrait-il rester insensible aux reproches de son enfant qui, dans une période aussi difficile pour lui, constatait amèrement son abandon ? Et, d'ailleurs, l'ampleur du risque couru justifiait-elle une mesure aussi radicale ? Cette fois-ci, Pierre ne voulait en aucune manière se suicider, mais, bien au contraire, vivre pleinement, sans contrainte bien sûr, mais aussi sans risque pour sa vie. Le père s'interrogeait également sur ce que l'épouse de Pierre avait pu rapporter à son propos. Fallait-il accorder autant de crédit à toutes ses inquiétudes ? Ne voyait-elle pas des risques là où il pouvait ne s'agir que de contentieux entre époux : infidélité, dépenses, désir de s'extraire du joug conjugal ? Bien sûr, son comportement avait changé, il était excité, ne dormait plus, mais une hospitalisation contre son gré pouvait être si lourde de conséquences...

Le médecin tâcha de rassurer le père et de convaincre la famille qu'une telle décision servirait au mieux les intérêts de Pierre. Pour lui, de tels états d'excitation correspondaient à un trouble médicalement bien identifié : les symptômes qu'il avait lui-même constatés étaient clairement en faveur du diagnostic de manie, et les informations livrées par l'épouse de Pierre corroboraient indiscutablement celui-ci. L'hospitalisation s'imposait pour mettre en œuvre le traitement requis, mais aussi pour réaliser un bilan destiné à vérifier qu'aucun facteur physique n'était en cause (comme cela est exceptionnellement le *cas) dans la survenue du trouble. Celui-ci ne devait d'ailleurs pas être considéré comme une maladie honteuse qu'il convient de cacher et de traiter en famille, et l'expérience pouvait témoigner du fait que l'hospitalisation, même en service fermé, avait dans bien des cas un effet rassurant, tant sur le patient que sur son entourage.*

Moins qu'au contexte hôtelier, à l'environnement matériel, ou à la perte de sa liberté, Pierre serait en définitive sensible – c'était le pari du médecin – à l'efficacité des soins, à l'attention dont il ferait l'objet, et au fait que les projets thérapeutiques lui seraient clairement explicités. Quant au rôle de la famille, il apparaissait essentiel : seule sa collaboration avec l'équipe médicale, le soutien qu'elle serait susceptible d'apporter à Pierre, pourraient donner leur pleine efficacité aux soins hospitaliers. Ces conditions étant réunies, il était probable que Pierre, une fois guéri, n'éprouverait lui-même aucun regret d'avoir été hospitalisé contre sa volonté et pourrait même ressentir de la reconnaissance à l'égard de son entourage pour avoir su prendre une aussi difficile décision et pour leur refus de démissionner.

La famille de Pierre demanda alors à revoir le docteur T... avant de prendre une décision. Lors de cet entretien, le père de Pierre livra au docteur T... une information, gardée secrète jusqu'alors par la famille. Il évoqua la survenue chez François, son fils aîné, de troubles à la fois semblables et différents de ceux que présentait Pierre aujourd'hui. François était alors adolescent et se trouvait dans un camp d'été dont il était en partie responsable en tant que chef scout. Il y était parti très en forme, voire un peu excité, mais cette élation avait été mise sur le compte de son départ prochain. Très vite après son arrivée, François présenta un comportement inquiétant pour son groupe. Ne dormant plus, il proposait dès le petit matin de partir pour des randonnées de cinquante à soixante kilomètres. Il exprimait des idées inhabituelles sur la manière de conduire un groupe. Dans des moments d'exaltation, il proclamait être un envoyé de Dieu, invitant les jeunes scouts à se prosterner devant lui. Par instants, il semblait pris d'une angoisse intense qu'il expliquait par une lutte interne contre les démons qui tentaient de le détruire. À d'autres moments, il psalmodiait des propos parfaitement incompréhensibles, décousus et hermétiques, comme une litanie qu'il déclamait sans tenir compte de la perplexité et de l'incompréhension de son entourage. Il devint vite violent à l'égard de certains membres du groupe qu'il tenait pour des représentants du diable et qu'il accusait d'en vouloir à sa vie. Il s'en donnait pour preuves certains regards échangés au travers desquels il prétendait lire des pensées hostiles. La veille de son hospitalisation, il présentait des attitudes d'écoute : interrompant par moments le flux incessant de son discours, il tendait l'oreille pour, disait-il, écouter ce que Dieu lui disait. Ce fut à la suite de l'intervention d'un prêtre qu'il tentait de « convertir » que François fut conduit aux urgences de l'hôpital le plus proche qui l'orienta vers un service de psychiatrie. Interrogés par les parents dès les premiers jours de l'hospitalisation, les médecins n'avaient pas exclu que ces troubles puissent marquer l'entrée dans une schizophrénie. La rapide amélioration de l'état de François, suivie de la récupération totale de ses facultés, permit cependant de préciser le diagnostic avant sa sortie et de confirmer qu'il s'agissait bien là d'un épisode de « manie délirante ». Après de multiples rechutes, François se résolut à suivre un traitement régulier : pendant plus de cinq ans s'ensuivit une stabilisation progressive de son état. Libéré du poids de la maladie, il avait enfin atteint l'objectif qu'il s'était fixé dès son entrée à l'ENA : être élu député-maire de sa circonscription. Cette élection avait été obtenue cinq ans après une première campagne électorale désastreuse, car conduite en période maniaque. Le déroulement de cette campagne, ses résultats, l'impact négatif qu'avaient eu ses comportements sur l'électorat, avaient laissé, dans la famille, un souvenir douloureux de ces états d'excitation.

S'appuyant sur l'histoire de François, le docteur T... s'efforça de rassurer la famille en lui confirmant les perspectives thérapeutiques déjà tracées par le psychiatre de garde : Pierre présentait un état maniaque ; ce trouble justifiait une HDT et la mise en œuvre d'un traitement neuroleptique ; grâce à ce traitement, une rémission totale pouvait être espérée mais, compte tenu des différences de sensibilité propres à chaque cas, le délai de guérison ne pouvait pas être précisé à ce stade ; dans l'hypothèse la plus favorable, la durée d'hospitalisation ne pouvait cependant être inférieure à deux ou trois semaines. Le docteur T... informa enfin la famille de la nécessité de mettre Pierre sous sauvegarde de justice. Cette mesure de protection des biens avait pour but de limiter les conséquences de sa prodigalité tout en lui permettant de conserver son autonomie de gestion.

Chapitre 4

Les mesures de protection des biens

Du fait de la maladie, ou pour toute autre raison, certaines personnes majeures se trouvent dans l'impossibilité de pourvoir seules à leurs intérêts. La loi a donc prévu un certain nombre de mesures permettant de leur assurer une protection.

Avant 1968, deux types de mesures permettaient de protéger les malades mentaux, en leur appliquant un régime d'incapacité civile. L'incapacité civile retire à la personne qui en est frappée le pouvoir qu'elle possède, depuis sa majorité, de pratiquer elle-même et sans restriction les actes de la vie civile : patrimoniaux (gestion des biens, testament, etc.) ou personnels (mariage). Une première mesure, de type judiciaire, permettait d'assimiler le malade soit à un mineur, soit à un mineur émancipé. Son emploi est demeuré exceptionnel en raison de la lourdeur, de la longueur et du coût des procédures. Une seconde mesure consistait à appliquer la loi du 30 juin 1838 réglant les internements de malades mentaux. Jusqu'en 1968, tout malade interné se trouvait placé dans un statut d'incapacité et se trouvait doté d'un administrateur provisoire pour ses biens. Cette mesure avait un double inconvénient : non discriminatoire, elle privait de leur capacité civile des patients susceptibles de pourvoir seuls à leurs intérêts ; liée à l'internement, elle cessait avec lui et n'offrait aucune protection pour le malade lors de sa levée. Aucune de ces deux mesures, enfin, ne permettait de protéger rapidement et pour un temps limité les sujets ne nécessitant pas l'internement.

Cet état de choses a été profondément modifié par la loi du 3 janvier 1968. Celle-ci prévoit de protéger, « soit à l'occasion d'un acte particulier, soit d'une manière continue, le majeur qu'une altération de ses facultés personnelles met dans l'incapacité de pourvoir seul à ses intérêts. Peut parallèlement être protégé le majeur qui, par sa prodigalité, son intempérance ou son oisiveté, s'expose à tomber dans le besoin ou compromet l'exécution de ses obligations familiales ». La loi se propose donc de protéger non plus seulement les malades mentaux mais tout sujet qu'une altération des facultés mentales liée à une maladie ou à l'âge voire une atteinte corporelle ou des troubles du comportement mettent « dans l'incapacité de pourvoir seul à ses intérêts ». La loi dissocie ainsi le régime de protection et le traitement médical.

Trois grands régimes de protection sont prévus par la loi : la sauvegarde de justice, la curatelle et la tutelle.

La *sauvegarde de justice* est une mesure de protection d'urgence, rapide, simple, provisoire. Elle prend effet dès lors que sont adressés au juge des tutelles une demande émanant du médecin traitant et un certificat rédigé par un médecin spécialiste. La personne sous sauvegarde de justice conserve ses droits civils et peut réaliser tous actes juridiques : en cas de préjudice ou d'excès, les actes d'administration ou de disposition (achats, ventes, etc.) pourront cependant être annulés ou réduits à la suite d'une action en justice. Si la personne ne peut gérer ses affaires, un mandataire peut être désigné. La durée de la sauvegarde de justice est de deux mois ; des renouvellements de six mois sont toutefois possibles.

La *curatelle* et la *tutelle* sont des mesures de protection durables et beaucoup plus complètes. Leur ouverture nécessite une décision judiciaire prise par le juge des tutelles, après requête émanant de l'intéressé lui-même ou d'un proche parent, et au vu d'un certificat médical établi par un spécialiste agréé. Leur cessation se fait selon les mêmes modalités. Il est différents types de tutelle et de curatelle. La tutelle apporte la protection la plus complète : le sujet perd ses droits civils (droit de vote, éligibilité) et sa capacité juridique ; les actes de la vie civile sont réalisés par le tuteur, sous contrôle du conseil de famille. La curatelle permet au sujet de réaliser les actes de la vie civile avec le conseil ou sous le contrôle du curateur.

Le comportement impulsif et irréfléchi du maniaque soumet celui-ci au risque de graves conséquences sociales et financières, et justifie souvent l'application d'une de ces mesures de protection. Compte tenu du caractère habituellement provisoire des accès, la sauvegarde de justice est le type de protection adapté au plus grand nombre de cas. Il fait d'ailleurs partie des obligations des médecins hospitaliers de demander une telle mesure pour les patients qui le nécessitent. La mise sous tutelle ou sous curatelle est plus exceptionnelle. L'une ou l'autre de ces mesures peut néanmoins s'avérer nécessaire dans certaines manies chroniques, résistantes aux traitements, ou dans certaines formes de maladies maniaco-dépressives à « cycles rapides » non stabilisées, caractérisées par la récurrence à court terme d'accès maniaques. La mise sous tutelle ou sous curatelle est alors d'autant plus indiquée que certains membres de l'entourage familial ou « amical » peuvent profiter de la situation de vulnérabilité du patient pour abuser de ses largesses et de ses biens.

Après cette longue discussion, les proches de Pierre acceptèrent de rédiger la demande d'hospitalisation sur demande d'un tiers. L'épouse souhaita en être la signataire et, bien que cela ne fût pas légalement nécessaire, le père de Pierre rédigea une seconde demande pour témoigner de son adhésion.

Chapitre 5

La reconnaissance du trouble maniaque

Que son début soit brutal ou progressif, l'état maniaque marque une rupture dans le fonctionnement mental et le comportement habituel du sujet.

Dans les *accès maniaques les plus caractéristiques*, ce nouveau « mode d'être au monde » se traduit par un état d'excitation à la fois psychique et motrice. Comme l'activité gestuelle et le débit verbal, la pensée est accélérée, son contenu traduisant une représentation du monde excessivement positive. Cette excitation ne s'accompagne le plus souvent d'aucune souffrance psychique. Bien que labile, l'humeur est en effet avant tout gaie, enjouée, euphorique. Le plaisir jubilatoire que le maniaque trouve dans son état le rend d'autant plus attaché à celui-ci qu'il en méconnaît habituellement le caractère pathologique. L'état physiologique du sujet est lui-même perturbé, cette altération étant typiquement marquée par une réduction du temps de sommeil.

La reconnaissance des états d'excitation maniaque les plus caractéristiques (tels que celui présenté par Pierre) est en règle générale facile, bien que le clinicien ne puisse s'appuyer sur aucun examen complémentaire (dosage biologique ou examen radiologique) pour confirmer son diagnostic. En effet, en dépit des progrès accomplis en matière de recherche biologique sur les troubles mentaux, les altérations du fonctionnement cérébral, qui sont, sinon la cause, du moins les concomitants organiques du trouble maniaque, sont encore aujourd'hui trop difficilement accessibles, trop subtiles, trop diffuses et trop peu spécifiques pour être appréhendées par des examens de routine et servir de critère diagnostique. Comme au siècle dernier, et comme pour la dépression, le médecin doit donc appuyer son diagnostic de manie sur la recherche de signes cliniques traduisant l'existence d'un trouble de l'humeur, d'une excitation psychomotrice, de troubles du contenu de la pensée, et de perturbations physiologiques spécifiques.

L'*humeur du maniaque* est exagérément exaltée, inhabituellement joyeuse, et cela quelle que soit la situation dans laquelle il se trouve. Cette euphorie non sélective, permanente et fixe, peut être considérée comme entrant dans les limites de la normale par un observateur ne connaissant pas le malade ; elle est cependant reconnue comme excessive par son entourage habituel. Volontiers trop familier, le maniaque recherchera parfois avec frénésie le contact d'autrui, allant jusqu'à accoster des personnes inconnues dans la rue. Mais cette humeur trop gaie est aussi versatile, avec passage rapide et plus ou moins compréhensible du rire aux larmes, de la joie à l'agressivité. Cette versatilité est souvent le témoin d'une hyperesthésie affective, concept proche de la notion de syntonie utilisée par Delay pour décrire la cyclothymie : « Le cyclothyme est tourné vers l'extérieur et vibre à l'unisson de ceux qui l'entourent. Il participe ardemment à la vie du groupe dont les fluctuations affectives trouvent en lui une résonance immédiate et démesurée. » Cette résonance affective démesurée est l'hyperesthésie affective. Elle marque l'existence de réactions affectives immédiates et intenses au moindre stimulus. Le malade ressent les choses, les événements, les remarques et attitudes des autres avec une acuité inhabituelle, qu'il s'agisse d'événements heureux ou malheureux. Cet accrochage total et immédiat à l'environnement définit l'hypersyntonie.

Le maniaque souffre d'une difficulté à contrôler ses réactions émotionnelles. Ressentant les événements et les attitudes d'autrui avec une acuité inhabituelle, il y réagit de manière intense, témoignant d'un manque de contrôle de ses réactions affectives immédiates. C'est ainsi que l'irritabilité, la colère apparaissent surtout lorsque ses désirs se trouvent contrariés : volontiers sarcastique, il peut alors devenir méchant et agressif. Il peut aussi, tout aussi brutalement, émettre des idées tristes et se mettre à pleurer. Mais, le plus souvent, ce mouvement d'humeur témoigne plus d'un bouillonnement émotionnel que d'un réel moment dépressif. Plus rarement coexistent ou alternent rapidement d'un moment à l'autre ou d'un jour à l'autre symptômes dépressifs et symptômes maniaques. On parle alors d'états mixtes.

Le maniaque présente un état d'*excitation psychomotrice* qui le conduit à agir et à penser sans cesse, sur un mode accéléré. Mais le caractère pathologique de son activité réside principalement dans l'incapacité où il se trouve de ne pas agir. S'il se cantonne dans ses tâches quotidiennes, c'est avec excès qu'il les accomplira, se levant, par exemple, à quatre heures du matin pour s'atteler frénétiquement à ses activités ménagères. Il peut aussi, de manière inhabituelle, s'engager dans de multiples projets professionnels, amoureux, politiques, ou bien décider de changer de vie. Souvent, l'accélération du tempo d'activité (on parle d'accélération motrice) est telle qu'une action est initiée avant même que la précédente soit terminée : cette succession d'actes inachevés, brouillons, inefficaces, donne alors une impression de confusion à l'observateur.

Cette impression de confusion ressort clairement du discours du maniaque. Celui-ci s'exprime avec un verbe haut. L'élocution est incessante, difficile à interrompre, et très rapide (on parle de logorrhée pour qualifier cette prolixité et la rapidité du débit). Les propos sont le plus souvent drôles, riches en calembours, en plaisanteries de toutes sortes, ou en jeux de mots. Le maniaque fait rire et, dans les formes d'intensité modérées, son discours peut être riche et brillant.

Mais lorsque le rythme s'accélère, le maniaque passe précipitamment d'une idée à l'autre (on parle de fuite des idées). Dans ces passages « du coq à l'âne », les associations, difficiles à suivre, se font souvent par contiguïté sémantique ou par assonances : le maniaque passe d'un mot à l'autre en fonction d'apparentements sémantiques (évoquant une bouteille de « bière », il déviera sur la notion de « cercueil ») ou de voisinages sonores (la « mer » lui fera évoquer sa « mère »), sans parvenir à maintenir sa thématique initiale.

Ce flux ininterrompu de paroles a souvent comme corollaire, voire comme origine, un emballement de la pensée (tachypsychie). Le malade peut en avoir lui-même la perception et en rendre compte par des locutions du type : « ça tourne trop vite dans ma tête », « mes pensées se bousculent », ou « j'ai plusieurs discours en même temps ». Dans certains cas, l'accélération des processus mentaux s'accompagne d'un afflux de souvenirs, d'un phénomène d'hypermnésie apparente qui n'est souvent que le masque de la fabulation.

Il faut souligner la mauvaise qualité de la communication verbale de ces patients. Le maniaque n'entend pas réellement les propos de son interlocuteur, ne cherche pas à le comprendre mais plutôt à être entendu. Il est difficile de nouer avec ces patients un véritable dialogue, où seraient pris en compte les désirs, les intentions, les attentes, et les besoins de chacun des protagonistes. À l'inverse, le flot de paroles déversé par le maniaque sature souvent l'auditeur et dépasse ses capacités de compréhension : même s'il est de prime abord perçu comme brillant, le discours finit ainsi par devenir lassant.

Le maniaque présente en outre une *distorsion de la perception et des représentations* qu'il peut avoir de lui-même, du monde et de l'avenir : ses pensées ont un contenu résolument et excessivement positif. Ce trouble du jugement porte sur le sujet lui-même (surestimation de ses capacités, de ses qualités), sur le monde (« tout est beau dans le monde ») et sur l'avenir (optimisme).

L'augmentation de l'estime de soi peut aller d'une confiance accrue dans ses capacités à la conviction d'être un être d'exception ou porteur de dons extraordinaires. Des idées délirantes mégalomaniaques ne sont pas rares dans ces états : le malade peut alors se croire inspiré par Dieu (thème mystique), issu d'une famille royale (thème de filiation) ou investi d'une mission telle que sauver l'humanité de ses maux (thème messianique). On parle alors de manie délirante.

Certain de la réussite de ses projets du fait d'un optimisme inébranlable, le maniaque est exposé à des comportements pouvant entraver son adaptation socioprofessionnelle : absence de retenue sur son lieu de travail, conduites de séduction « donjuanesques », achats immodérés allant jusqu'à la prise d'engagements immobiliers inadaptés, conduite imprudente au volant. La recherche frénétique du plaisir a fait comparer l'accès maniaque à une fête orgiaque, une bacchanale. Cette avidité s'accompagne d'un relâchement des censures morales et sociales et d'un débordement instinctuel que le patient ne condamne jamais, du moins pendant l'accès. Niant toute contrainte financière, il dépense sans compter, niant toute censure morale, il s'expose à des débordements sexuels.

Afin de protéger le patient de ce genre de conséquences, il est habituel de proposer une hospitalisation au moindre risque, d'autant que, le plus souvent, le patient ne reconnaît pas le caractère anormal de son comportement.

Il existe presque toujours chez le maniaque une *réduction du temps de sommeil*. Cette insomnie, qui ne s'accompagne d'aucune sensation de fatigue, est habituellement très bien tolérée par les patients. Dans les formes extrêmes, le malade ne dort plus du tout (insomnie totale), profitant de la nuit pour se livrer à ses activités débordantes : certains patients ont ainsi veillé plus de huit jours de suite. L'insomnie, qui est souvent l'un des premiers symptômes à apparaître, peut ainsi servir de signe d'alerte en cas de rechute.

Certains accès maniaques offrent cependant des *aspects moins caractéristiques* et sont de diagnostic plus difficile.

Dans les *hypomanies*, les troubles sont modérés et restent compatibles avec une vie normale. Le patient peut garder le contrôle de l'accélération de ses pensées, et voir sa production intellectuelle s'enrichir. L'hypomane jouit d'une énergie et de facultés accrues et, mieux qu'à tout autre moment de son existence, il peut entreprendre et mener à bien des activités diverses, surtout dans les domaines qui lui sont familiers. Un grand nombre d'œuvres littéraires et musicales ont été élaborées dans un tel climat d'excitation. C'est dans une telle phase hypomaniaque que Rossini a pu composer *Le Barbier de Séville* en treize jours, délai tout juste suffisant aux musicologues pour réaliser une transcription du manuscrit.

L'hypomane montre toutefois tous les signes de l'excitation : son énergie, son éloquence torrentielle, le rythme de ses activités, la réduction de son temps de sommeil, fatiguent ses proches. Ses projets volontiers grandioses peuvent manquer de réalisme. Son autoritarisme, son impatience, sa désinhibition, peuvent entraîner des problèmes d'adaptation socioprofessionnelle. Dans ces formes mineures, le risque tient à la méconnaissance du trouble et à la possibilité d'une aggravation rapide conduisant à l'état aigu. L'appréciation du caractère pathologique de ce comportement peut être difficile. En l'absence d'une bonne connaissance de l'état antérieur du patient permettant de repérer la rupture par rapport à celui-ci, cette appréciation peut en effet se révéler d'autant plus délicate qu'un grand nombre de manifestations d'allure hypomaniaque (exubérance, jovialité, logorrhée...) peuvent appartenir au spectre des variations normales interindividuelles ou interculturelles. Même reconnue et confirmée, l'hypomanie reste de traitement difficile. Le patient hypomane se sent en effet « au mieux de sa forme », dénie son trouble et refuse les soins qu'il est par ailleurs difficile d'imposer compte tenu de la faible amplitude des perturbations. Chez les patients suivant un traitement régulateur de l'humeur, il est fréquent d'observer de telles phases hypo-maniaques, voire des manifestations hyperthymiques encore plus atténuées. En outre, ces patients présentent souvent de simples oscillations de l'humeur de type cyclothymique, dont on peut discuter la nature : manifestation résiduelle de la maladie maniaco-dépressive, ou trait de personnalité indé-pendant de celle-ci.

Les *manies délirantes* sont des formes fréquentes de la maladie. Le sujet développe le plus souvent des idées de grandeur (mégalomaniaques) allant tout à fait dans le sens de son humeur expansive et euphorique. Il peut néanmoins mettre en place un système de pensée persécutoire. Les per-sécuteurs désignés sont alors souvent considérés comme des individus animés par l'envie ou la jalousie, dont le principal objectif est de faire obstacle aux projets du patient. Ces manies délirantes peuvent poser de difficiles problèmes dia-gnostiques. Lorsque le début des troubles est brutal et que le délire est envahissant, un diagnostic de « délire aigu » peut être discuté. Mais c'est surtout chez l'adolescent ou le jeune adulte, lorsque l'activité délirante est riche de thèmes mul-tiples (mégalomaniaques, mystiques, persécutifs...), lors-qu'elle s'accompagne d'une humeur plus labile qu'eupho-rique, d'hallucinations et/ou d'un emballement confus du flux de la pensée, qu'est parfois évoqué le diagnostic de « schizophrénie ». La fréquence de survenue de tels symp-tômes psychotiques est, en effet, maximale chez l'adolescent et l'adulte jeune, et décroît ensuite régulièrement avec l'âge. Ainsi, près de 85 % des patients maniaques âgés de moins de vingt ans présentent au moins un symptôme psychotique, contre 60 % environ des sujets âgés de quarante ans ou plus. Le diagnostic de schizophrénie, qui avait été évoqué lors du premier accès présenté par François, le frère de Pierre, n'est pas sans implications, dans la mesure où il signifie l'entrée dans une maladie chronique et souvent lourdement handi-capante. C'est dire l'importance d'envisager, à cet âge et devant de tels tableaux, l'hypothèse d'un épisode maniaque qui imposerait un traitement spécifique et qui permettrait d'ouvrir des perspectives évolutives *a priori* plus favorables.

L'existence d'une activité délirante récurrente peut enfin avoir des conséquences évolutives graves, surtout lorsqu'il s'agit d'idées mégalomaniaques très positivement investies par le sujet. Après la survenue de plusieurs accès maniaques délirants, il n'est en effet pas rare de constater entre les épisodes la persistance *a minima* d'idées délirantes semblables à celles exprimées au cours des accès. Tout se passe comme si l'activité délirante s'autonomisait et évoluait pour son propre compte, indépendamment du trouble thymique qui lui avait donné naissance. De tels états peuvent alors passer pour un « délire chronique ».

Dans les *manies aiguës*, l'agitation, l'insomnie et la violence sont extrêmes. Ces états de fureur clastiques comportent un risque élevé de dangerosité. À la moindre contrariété, le furieux peut agresser. Cet état contraste volontiers avec le comportement habituel du sujet qui, à distance de l'épisode maniaque, se montrera attentif, doux et syntone.

Les *états mixtes* maniaques-dépressifs mêlent au cours du même accès des signes de dépression (le plus souvent des pensées à contenu négatif) et des signes de la série maniaque (le plus souvent l'accélération psychomotrice). Certains patients ne tiennent ainsi jamais en place, dorment peu, engagent de façon brouillonne une multitude d'activités et parlent sans pouvoir être interrompus : ils expriment toutefois un profond pessimisme ou un sentiment de culpabilité, et parfois même font part d'intentions suicidaires. Une autre forme d'état mixte est l'alternance, d'un jour à l'autre ou tous les deux jours, d'une symptomatologie franchement maniaque et d'une symptomatologie franchement dépressive.

Il existe enfin des *formes chroniques* de manie où l'état d'excitation résiste à tout traitement. Dans les cas d'intensité légère, on parle d'hyperthymie, état pouvant s'apparenter pour certains à un trait de personnalité ou, plus exactement, à un tempérament. Les formes d'intensité importante constituent les manies chroniques. Dans les manies chroniques délirantes, l'excitation a tendance à s'estomper avec le temps, tandis que les idées délirantes tendent à persister.

Bien que rares, des épisodes maniaques peuvent se rencontrer chez l'*enfant*, où ils présentent les mêmes caractéristiques générales que chez l'adulte. Sur ce terrain, le diagnostic est cependant fréquemment méconnu, au profit de celui de « trouble de l'attention avec hyperactivité » ou de « trouble des conduites ». Chez le *sujet âgé* (après soixante-cinq ans), la survenue d'un premier épisode de manie est également exceptionnelle. Les manifestations cliniques sont alors comparables à celles du tableau classique, bien que les troubles du comportement (errances, dépenses inconsidérées, hypersexualité...) puissent faire évoquer, à cet âge, un début de détérioration mentale. C'est chez les personnes âgées que le risque d'épisode maniaque secondaire à certaines *maladies organiques* (maladies cérébrales en particulier...) ou à la prise de certains *traitements pharmacologiques* (tels que les corticoïdes...) est le plus grand. Ces manies dites symptomatiques n'entrent pas à proprement parler dans le cadre de la maladie maniaco-dépressive. La survenue d'un accès maniaque à un âge avancé ne permet toutefois pas d'exclure la possibilité d'entrée tardive dans cette maladie. Chez le sujet âgé, les troubles dépressifs sont toutefois bien plus fréquents que les épisodes maniaques, y compris d'ailleurs chez les sujets présentant depuis longtemps une maladie maniaco-dépressive.

Ainsi, une même maladie peut se manifester sous des aspects très différents. Parfois, pour un même patient et d'un épisode à l'autre, les expressions symptomatiques peuvent se modifier. Il importe donc de pouvoir dégager de ces expressions multiples un *noyau « organisateur »*, trouble susceptible de fédérer l'ensemble de ces manifestations et de participer à chacun des tableaux observés.

Ce qui apparaît comme le trouble primaire, fondamental, organisateur de ces divers tableaux psychopathologiques, est bien *l'accélération de l'ensemble des processus psychiques*. Comme le souligne D. Widlöcher, « être maniaque, c'est être emprisonné dans un système d'actions, c'est agir, penser et parler selon des modalités dont l'accélération constitue une caractéristique ». Cette définition permet d'insister sur ce qui fait de l'état maniaque un état d'« aliénation » : l'incapacité à se comporter de manière différente, la contrainte « biologique » à agir de la sorte. L'état d'excitation maniaque atteint donc l'homme dans sa manière de ressentir, de penser et d'agir. Le comportement habituel du patient cède la place à un autre type de fonctionnement : le comportement maniaque.

Sur quels arguments peut-on accorder cette place primordiale à l'« excitation » ? Trois types de raisons peuvent être avancés.

D'un point de vue évolutif, l'excitation psychomotrice est toujours le premier signe à apparaître. Des études cliniques soigneuses ont permis de montrer que le cycle maniaque suit une marche constante. Les premiers troubles à s'installer sont une accélération de la pensée et une hyperactivité. Le sujet dort moins et n'en ressent pas de fatigue. Son humeur devient gaie, voire euphorique. Il est optimiste, indépendamment des circonstances extérieures. Cette phase est rarement reconnue comme pathologique, et ce n'est qu'à l'examen soigneux que l'on peut la retrouver. Par la suite, du fait de l'instabilité inhérente à la manie, l'état va se dégrader. D'euphorique, l'humeur va devenir coléreuse. L'accélération rend l'organisation des idées et de la conduite plus aléatoire. Le comportement du sujet devient plus inadapté. Enfin, en l'absence de traitement, ce tableau peut céder la place à un état délirant et désorganisé qui peut donner l'apparence d'un trouble initial et primaire et passe alors pour un « état délirant aigu ». L'excitation est oubliée, le délire envahit le devant de la scène. Le diagnostic de « schizophrénie » (caractérisée par une désorganisation psychique primaire) peut alors être, parfois à tort, évoqué. Une telle séquence de survenue des troubles est un argument permettant de considérer l'excitation comme étant à l'origine des troubles.

Il est un deuxième argument d'ordre évolutif permettant de considérer l'activité délirante comme secondaire à l'excitation. Le délire naît en effet avec l'excitation, disparaît avec elle, et réapparaît à la faveur d'un nouvel épisode maniaque. Il faut cependant admettre une réserve à ce type d'évolution. La récurrence périodique d'états maniaques délirants peut conduire le sujet à adhérer à son système délirant, lequel peut alors évoluer pour son propre compte.

Une malade avait ainsi présenté plusieurs épisodes maniaques caractéristiques au cours desquels, régulièrement, s'installait la conviction délirante qu'elle pouvait entrer en communication avec Dieu. Dieu lui parlait (par l'intermédiaire d'hallucinations auditives), la guidait (par des signes connus d'elle seule), la conseillait. Au décours du premier accès, elle put facilement remettre en cause ses croyances erronées. Mais, après plusieurs accès, elle reconnut de plus en plus difficilement la nature pathologique de ces épisodes et le caractère délirant de ses convictions. Elle finit par adopter définitivement ce système de croyance délirante particulièrement valorisant (elle était choisie entre toutes les femmes). Bien qu'inactif dans les périodes intercritiques (Dieu cessait de communiquer avec elle), ce système persistait en effet à travers la conviction inébranlable que, par le passé, Dieu s'était manifesté à elle.

Ce parcours, de la manie au délire chronique, n'est pas rare. Il est un argument supplémentaire pour considérer que l'état maniaque nécessite un traitement rapide. En effet, l'installation d'un système de croyances fausses prenant sa source dans un trouble maniaque récidivant entrave l'inscription du malade dans le réel ; au fil du temps, ce système s'ancre de plus en plus solidement dans l'ensemble des croyances stables du sujet et se révèle de moins en moins sensible aux traitements médicamenteux. Les mécanismes à l'œuvre dans l'élaboration initiale de l'idée délirante (hallucinations, interprétations, mécanismes imaginatifs), qui sont seuls sensibles aux traitements médicamenteux, ne jouent en effet plus de rôle lorsque l'idée est admise et incorporée au reste des savoirs de l'individu.

Le dernier argument permettant de considérer l'excitation comme le socle de la maladie maniaque est la constance de son apparition quel que soit le tableau clinique. Cet argument a été celui qui, historiquement, a permis d'attribuer à l'excitation le rôle organisateur de l'état maniaque. À l'origine de sa description, la manie était en effet considérée comme un délire général affectant l'ensemble des fonctions. La constatation d'états d'excitation sans délire devait faire reconsidérer la description même de l'état maniaque pour la recentrer sur ce qui devait apparaître le plus constant dans son expression clinique : l'excitation. En somme, les idées délirantes n'expliquent pas la manie, la manie explique le délire.

Cette caractérisation de l'état maniaque permet d'en faire une anomalie de la dynamique de l'action. En somme il s'agirait d'un trouble du tempo d'activité, trouble que l'on peut considérer comme très élémentaire, même si les perturbations comportementales qu'il induit sont importantes.

Pierre était donc hospitalisé une seconde fois contre son gré. Comme lors des dépressions, il refusait de se reconnaître malade. Une fois de plus, le docteur T... devait prendre les décisions thérapeutiques sans aucune collaboration de sa part, et le traitement, pour cet épisode maniaque, s'annonçait difficile.

La première nuit avait été particulièrement agitée. Malgré l'administration intramusculaire de 10 mg par jour d'Haldol et de 100 mg par jour de Tercian* destinée à atténuer son état d'excitation, Pierre n'avait pratiquement pas dormi. L'équipe médicale avait été presque entièrement mobilisée par ce seul malade jovial, mais intarissable, qui ne cessait d'aller et de venir entre sa chambre, le couloir et le « box » des infir-*

mières, sollicitant les uns et les autres pour des demandes insignifiantes, captant l'écoute du personnel pour des histoires sans suite. Pendant plusieurs heures, il avait fallu veiller sur lui pour l'empêcher de faire irruption dans la chambre des autres malades qu'il souhaitait faire participer à sa « fête de la musique ». Pierre avait en effet passé une grande partie de la nuit à improviser des thèmes musicaux, qu'il interprétait à pleine voix avant de les transcrire sur des bouts de papier hâtivement transformés en partitions. Vers quatre heures du matin, appelé par l'équipe infirmière qui ne parvenait plus à faire taire ses chants, le psychiatre de garde avait pris la décision d'isoler Pierre dans sa chambre et de lui administrer 50 mg de Droleptan intramusculaire. L'effet fut immédiat, mais bref : acceptant de s'étendre un instant, Pierre somnola un peu moins d'une heure avant de reprendre ses activités désordonnées.*

À 9 heures, le docteur T... entra dans la chambre. Elle était jonchée de feuilles de papier sur lesquelles s'enchevêtraient des fragments de partitions musicales. Pierre accueillit le docteur T... avec un large sourire, le saluant d'un « bonjour, professeur » aussi tonitruant qu'inadapté. Son aspect débraillé, hirsute, témoignait du grand désordre des dernières heures. Il paraissait animé, voire fébrile. Son regard vif ne parvenait pas à se fixer, allant sans cesse d'un point à l'autre de la pièce. Sans autres présentations, Pierre engagea d'emblée la conversation. Tout en déambulant d'un coin à l'autre de sa chambre, et malgré quelques problèmes d'élocution liés aux traitements reçus depuis la veille (sécheresse de la bouche et difficultés d'articulation), il commença à faire le récit de ses activités nocturnes dans un flot de paroles tout juste interrompu par le besoin répété de s'hydrater. Le docteur T... apprit que Pierre, après plusieurs mois de stérilité créatrice, venait d'entreprendre la composition d'une symphonie. Ce devait être une œuvre révolutionnaire, et la contrainte de cette première nuit passée à l'hôpital lui avait permis d'avancer considérablement dans son travail. Le docteur T... n'était guère expert en musique, mais la pauvreté des annotations figurant sur les pages que lui tendait Pierre lui permettait de douter de la qualité de son travail musical. Pierre paraissait cependant certain d'avoir accédé au génie : « Je suis le nouveau Mozart », dit-il pour conclure cette présentation, avec un sourire triomphal qui ne laissait aucun doute quant à sa conviction mégalomane. Il enchaîna aussitôt pour regretter que ses trop nombreuses activités ne lui aient pas laissé le loisir de les mener toutes à leur terme. Il en était ainsi pour ses projets financiers qui se heurtaient d'ailleurs, selon lui, à l'hostilité du milieu des grands promoteurs et à leurs intrigues destinées à ne laisser personne « prendre la moindre part du fromage ». Le refus de prêt que lui avait récemment signifié une des banques contactées était ainsi interprété comme le résultat d'une sournoise manœuvre téléguidée par des politiques et par certains grands entrepreneurs dont il ne souhaitait, pour l'instant, pas divulguer les noms. Mais Pierre semblait optimiste quant à l'issue de ses projets et confiant dans le caractère illimité de ses capacités : le fait de ne ressentir aucun besoin de sommeil n'était pour lui qu'un signe parmi d'autres de son inépuisable énergie.

Le docteur T... ne parvenait pas à diriger l'entretien et avait même du mal à engager un véritable échange. Ses questions n'étaient pas entendues, ou donnaient lieu à des réponses digressives qui éludaient le plus souvent le sujet qu'il souhaitait aborder. Le contact avec Pierre était certes plaisant, celui-ci lui avait fait plutôt bon accueil, mais le médecin avait l'impression de n'être que le simple faire-valoir d'un monologue précipité et intarissable. Ainsi Pierre ne cherchait-il pas à comprendre les raisons de son hospitalisation, ne se souciait pas des inquiétudes de son entourage. Seules comptaient pour lui l'affirmation de son point de vue et la justification de ses comportements. Le flux continu de paroles qu'il assenait au docteur T... semblait remplir une fonction comparable au silence : ne rien dire en en disant trop, ne rien entendre, ne pas entamer de dialogue, ne pas s'engager dans l'échange afin de ne pas menacer sa position en prenant en compte celle de l'autre. Au fil du temps, la pensée de Pierre apparaissait d'ailleurs de plus en plus confuse : les idées s'entremêlaient, se succédaient sans suite logique, se répétaient sur un mode stéréotypé ; les raisonnements paraissaient obscurs, avaient du mal à se tenir, n'arrivaient pas à leur terme. Au-delà de l'aisance du discours et du jaillissement des idées se dégageait en définitive une impression de pauvreté et d'inefficacité de la pensée.

L'entretien s'anima davantage encore et prit un tour plus aigre lorsque, reprenant la parole, le docteur T... tenta d'aborder avec lui les difficultés qu'avaient suscitées ses comportements récents. Pierre ne comprenait pas que l'on mette sans cesse en avant des problèmes qui pour lui n'en étaient pas. Les emprunts contractés n'étaient-ils pas, à l'évidence, de fructueux investissements ? Ses récents éclats auprès de la direction de son entreprise n'étaient-ils pas compréhensibles, justifiés par l'incompétence des dirigeants et leur refus de suivre ses judicieux conseils ? Les débordements sexuels évoqués par son épouse n'étaient-ils pas la suite logique de l'insuffisante attention qu'elle lui portait ? Excédé par autant d'ignorance et d'incompréhension, Pierre s'était soudainement emporté. Le docteur T... n'était plus le témoin et le confident de ses exploits, mais avait rejoint le rang des gêneurs et des « incarcérateurs ». Le ton avait changé. Pierre refusait désormais de parler de lui. Il jugeait inadmissible sa présence contre son gré en ces lieux et exigeait sa sortie immédiate, menaçant de contacter son avocat pour internement abusif. Il fallut beaucoup de temps pour le calmer : informé du caractère légal de son hospitalisation et du fait que le docteur T... jugeait sa sortie totalement prématurée, Pierre finit par accepter de rester quelques jours à l'hôpital moyennant l'assurance qu'il pourrait se faire apporter le matériel nécessaire à la rédaction de sa symphonie.

À la suite de ces entretiens, le docteur T... et l'infirmière qui l'avait accompagné se rendirent dans le box des infirmières pour faire une première synthèse avec le reste de l'équipe. Il fut convenu que Pierre devait pour l'instant rester dans l'unité fermée où il se trouvait hospitalisé et que, en accord avec sa famille, il ne pourrait bénéficier de visites que quatre jours par semaine, strictement limitées à son entourage.

Il fallait maintenant discuter du traitement que l'équipe allait administrer à Pierre, sans doute contre son gré.

Chapitre 6

Les traitements de la manie

Si l'on excepte les rares formes d'évolution chronique, les accès maniaques évoluent spontanément vers la rémission. Avant l'ère thérapeutique, leur durée moyenne était ainsi estimée à trois mois environ. L'action thérapeutique se justifie néanmoins par la nécessité de réduire au plus vite des troubles parfois considérables, incompatibles avec la vie sociale, et susceptibles de compromettre de façon parfois dramatique et durable l'organisation vitale du sujet. De plus, une intervention rapide est encore le meilleur gage d'une récupération et d'une réadaptation ultérieure de bonne qualité.

L'objectif du traitement sera donc de protéger le patient des conséquences immédiates de son trouble, de mettre en œuvre un traitement visant à abréger la durée de l'accès et à éviter la survenue de rechutes précoces, puis d'aborder avec lui les modalités de sa prise en charge au long cours qui seront fonction des caractéristiques évolutives de sa maladie maniaco-dépressive.

Le traitement de la plupart des accès maniaques ne peut se concevoir qu'en *milieu hospitalier spécialisé*. L'hospitalisation psychiatrique est en effet souvent le seul moyen permettant une réelle protection du malade (l'entourage familial étant habituellement très démuni face à ce type de situation). Par ailleurs, la non-reconnaissance habituelle de ses troubles par le patient rend illusoire toute tentative de traitement à domicile. La spécificité des soins médicaux et infirmiers (prescription et surveillance des traitements médicamenteux, prise en charge relationnelle) justifie enfin que de tels malades ne soient traités qu'en milieu psychiatrique. Dans certains cas, le patient, bien qu'imparfaitement conscient de l'importance de ses troubles, conserve une perception suffisante de la réalité pour accepter une « hospitalisation libre ». Le maintien d'une forte relation de confiance entre le malade et son entourage joue souvent un rôle déterminant dans cette décision lorsque les proches sont eux-mêmes convaincus de sa nécessité. Dans les situations d'incertitude, le rôle du médecin est de savoir informer suffisamment l'entourage pour l'aider à appuyer cette décision. Il est cependant des cas (celui de Pierre en est un exemple) où le trouble est d'une sévérité telle qu'une mesure d'« hospitalisation sur demande d'un tiers » est rendue nécessaire.

Dans certaines situations, le traitement peut néanmoins être envisagé sans avoir recours à l'hospitalisation. Cette possibilité se limite aux troubles d'intensité faible à modérée (hypomanies ou accès maniaques débutants), et à la seule condition que la relation thérapeutique soit suffisamment solide pour garantir une bonne observance du traitement par le patient. De telles modalités de prise en charge nécessitent de la part du médecin une bonne connaissance de la maladie et de son patient ; plus volontiers réservées aux spécialistes, elles sont plutôt adaptées aux rechutes chez les patients suivis de longue date et sont d'autant plus aisées à mettre en œuvre qu'un entourage familial peut jouer un rôle de surveillance et d'auxiliaire thérapeutique.

Il est enfin des situations intermédiaires susceptibles de poser de difficiles problèmes de décision. Il s'agit de certaines formes de manies dans lesquelles la gravité des troubles ne paraît pas suffisante pour justifier une mesure d'« hospitalisation sur demande d'un tiers » et dans lesquelles le patient présente une opposition absolue aux soins. Dans certains cas, l'absence de gravité des troubles n'est qu'apparente, le patient, soucieux d'échapper à toute mesure thérapeutique vécue comme contraignante, dissimulant aux yeux des médecins et de son entourage les plus inquiétants de ses projets et de ses démarches. C'est dans ces situations que, si difficile que cela puisse être, le maintien d'un contact étroit avec le malade s'avère le plus indispensable, afin de l'amener à accepter des soins ou, le cas échéant, de pouvoir intervenir en cas d'urgence.

Lors de l'hospitalisation, le rôle de l'équipe soignante est de se montrer disponible, attentive et bienveillante, mais en même temps suffisamment ferme et structurante. Il importe en effet qu'au-delà des contraintes que peut représenter l'hospitalisation le malade puisse garder de cette expérience le souvenir d'un temps de dialogue où chaque décision importante aura pu lui être explicitée dans les termes appropriés. Mais il importe également que cette attitude ouverte s'inscrive dans le respect des règles de fonctionnement d'un service hospitalier. En effet, de par son hyperthymie débordante, son hyperactivité, sa désinhibition et son incapacité à reconnaître les contraintes de son environnement, le maniaque peut considérablement perturber l'organisation d'un service, voire la vie des autres malades. Il s'agit donc de savoir poser des limites à ses initiatives comme à son hyperactivité, et de l'aider à retrouver un rythme de vie (en particulier un cycle veille-sommeil) plus physiologique. Le rôle structurant du cadre hospitalier apparaît, sur ce point, essentiel, sachant que le maniaque est souvent sensible, même si cela n'est que provisoire, aux rappels des limites fermement énoncés.

Chez les patients consultants comme chez les malades hospitalisés, les *médicaments* sont à la base du traitement. On dispose actuellement de deux types de médicaments curatifs de l'accès maniaque : les neuroleptiques et les thymorégulateurs.

Les *neuroleptiques* représentent, avec les thymorégulateurs, les antidépresseurs et les tranquillisants et hypnotiques, l'une des quatre classes médicamenteuses les plus utilisées en psychiatrie.

Les neuroleptiques sont une découverte française. C'est en 1952 que Laborit et Deniker ont en effet étudié et décrit pour la première fois les propriétés d'une molécule originale, la chlorpromazine (Largactil*), qui allait devenir le chef de file de cette nouvelle classe médicamenteuse. Les neuroleptiques allaient par la suite considérablement modifier la prise en charge et l'évolution d'un grand nombre de troubles mentaux. C'est en particulier grâce à leur efficacité thérapeutique sur les psychoses chroniques (en particulier schizophréniques) qu'a pu se développer au cours des quarante dernières années une politique de désinstitutionnalisation, caractérisée par la sortie des hôpitaux psychiatriques de malades qui y séjournaient parfois depuis plusieurs dizaines d'années.

Ces médicaments ne sont cependant pas spécifiques d'une maladie psychiatrique donnée, mais présentent un spectre d'action recouvrant une pluralité de cibles symptomatiques. Leur action s'exerce en particulier sur le *délire* et les *hallucinations*, et cela quelle que soit la maladie responsable de ces troubles. À ce titre, ils peuvent aussi bien être prescrits dans les schizophrénies et les autres délires chroniques que dans les troubles de l'humeur (dépressions et manies) associés à un délire. Une autre de leurs propriétés est leur action *sédative*, qui les rend précieux pour le traitement de certaines formes d'agitation, d'angoisse ou d'agressivité non sensibles aux tranquillisants mineurs. Certains neuroleptiques présentent également une action *désinhibitrice* dans certaines formes de schizophrénies dites « déficitaires » caractérisées par le déficit des fonctions intellectuelles, la perte de motivation et l'indifférence affective. Les neuroleptiques présentent de très nombreux autres effets annexes, qui font que certains dérivés de cette classe sont utilisés, y compris en pédiatrie, comme somnifères (Théralène*) ou même comme antiémétiques, c'est-à-dire dans la prévention des vomissements (Primpéran*). Les effets des neuroleptiques varient considérablement selon la pathologie présentée par le patient, le type de molécule et la dose employée. Il n'est donc pas rare que des associations de neuroleptiques soit proposées (une molécule étant, par exemple, prescrite comme sédatif et une autre comme antidélirant), même si l'utilisation d'un seul produit est toujours souhaitable et souvent suffisante.

La prescription des neuroleptiques dans les *états maniaques* se fonde sur leurs propriétés sédatives. De fait, ces médicaments permettent de réduire rapidement l'excitation motrice. Ils sont particulièrement indiqués dans les grands états d'agitation maniaques où certains produits tels que le Droleptan* (utilisé chez Pierre), qui possèdent une action sédative à la fois rapide, puissante et brève, peuvent être utilisés en urgence. La réduction de l'excitation psychique est plus progressive et nécessite habituellement deux à trois semaines de délai. Cela explique que certains patients puissent ressentir sous neuroleptiques un très grand inconfort lié à cette dissociation entre leurs effets moteurs, d'apparition précoce, et leurs effets psychiques, plus lents à se manifester. Durant la période initiale du traitement, l'impression ressentie est souvent celle d'une entrave mécanique à leur élan vital, impression pénible qui a pu faire comparer l'effet des neuroleptiques à celui d'une « camisole chimique ». Cette sensation diminue cependant au fur et à mesure que se réduit l'état d'excitation et que les doses peuvent être diminuées. Le traitement doit néanmoins être poursuivi pendant trois à quatre mois après la rémission afin d'éviter la survenue de rechutes à court terme.

Médicaments efficaces, souvent irremplaçables, les neuroleptiques ne sont toutefois pas dépourvus d'inconvénients. Leur prescription s'accompagne en fait d'effets indésirables qui constituent le principal facteur limitant de leur utilisation, et plus rarement de complications. Les neuroleptiques doivent donc être employés avec discernement, dans des indications rigoureusement choisies, et selon des modalités bien déterminées.

Les effets indésirables sont très divers et varient en fonction des produits et de la susceptibilité individuelle du patient.

Signe de sédation excessive, une trop grande *somnolence* peut souvent être considérée comme le signe d'une posologie trop élevée. Si, dans les états maniaques, la réduction de l'agitation est un des objectifs visés, l'obtention d'un état de somnolence ne paraît ni indispensable ni souhaitable. Le traitement doit donc être ajusté de manière à obtenir le calme requis tout en évitant ce genre d'inconvénient. Parmi les effets secondaires des neuroleptiques, les effets neurologiques et les effets dits neurovégétatifs sont les plus fréquents.

Bien que dépourvus de gravité, les effets *neurologiques* sont particulièrement mal tolérés par les patients et sont à l'origine de nombreuses interruptions intempestives de traitement (chez environ 50 % des malades traités). Les plus pénibles sont sans aucun doute les dyskinésies aiguës. Il s'agit de contractions musculaires responsables de mouvements involontaires localisés à certaines zones anatomiques (face et cou principalement). Ces dystonies aiguës sont inconstantes et peuvent être traitées rapidement et efficacement dès leur apparition. Cependant, compte tenu de leur caractère douloureux et de la forte angoisse qu'elles suscitent, ces dyskinésies peuvent, dans certains cas, faire l'objet d'un traitement préventif. Qu'il soit curatif ou préventif, le traitement correcteur peut en général être rapidement interrompu, les dyskinésies survenant préférentiellement en début de traitement. Mais il est d'autres effets neurologiques indésirables. Certains, comme le syndrome parkinsonien, qui se manifeste par un tremblement des extrémités et par une rigidité musculaire, sont également sensibles aux traitements correcteurs (ce syndrome survient chez 15 à 45 % des patients). D'autres, tels que la sensation de tension et d'« impatience » musculaire éprouvée par Pierre (syndrome hyperkinétique), sont plus difficiles à soulager.

Les effets *neurovégétatifs* les plus fréquents se traduisent par une sécheresse de la bouche, de la constipation, des difficultés à uriner, des troubles de l'accommodation visuelle (qui amènent le patient à voir « double » lorsqu'il fixe un objet), une accélération du rythme cardiaque (tachycardie) et une chute de la tension artérielle avec vertiges lors des changements brusques de position (hypotension orthostatique). Ces effets secondaires ne présentent aucun caractère de gravité mais peuvent handicaper le patient. Tout doit être mis en œuvre pour les réduire : correction de la sécheresse de la bouche par des médicaments facilitant la salivation (cholérétiques), par la mastication de chewing-gums ou par l'autoadministration de salive artificielle ; traitement de la constipation par un régime approprié ou des produits spécifiques, de l'hypotension orthostatique par des vasopresseurs.

L'apparition de ces effets secondaires neurologiques ou neurovégétatifs peut accroître la défiance du patient vis-à-vis de son traitement, surtout lorsque, comme chez beaucoup de maniaques, l'adhésion initiale aux soins n'était que partielle. La survenue de ces effets indésirables de même que la faible adhésion du patient à son traitement ne sont pas un obstacle à l'activité thérapeutique du médicament. Cette constatation va à l'encontre d'une idée répandue dans le public selon laquelle ce type de traitement reste inefficace lorsqu'il est imposé au patient ou lorsque celui-ci n'y accorde aucun crédit, son corollaire étant que ces médicaments ne peuvent agir que si le patient y croit suffisamment. En fait, l'action pharmacologique de ces produits s'établit indépendamment des craintes, des attentes et du degré d'adhésion du malade, seul l'effet placebo (qui est la part d'action non spécifique du produit) étant sensible à ces particularités. En outre, contrairement à une idée trop souvent répandue, ces médicaments ne modifient pas la personnalité des patients et n'altèrent pas les structures cérébrales. Leur action se limite à la durée de leur prescription, et les effets qu'ils produisent cessent après leur interruption.

Le traitement neuroleptique expose les patients maniaques à des complications, certes exceptionnelles, mais parfois très sévères. Ces complications sont principalement représentées par les dyskinésies tardives et le syndrome malin des neuroleptiques.

Les *dyskinésies tardives* sont caractérisées par la survenue de mouvements anormaux permanents, d'amplitude variable, concernant les régions de la face, de la langue, voire du tronc. Source de handicap social plus souvent que d'une gêne subjective et fonctionnelle, ces mouvements doivent faire l'objet d'une information adaptée aux capacités de compréhension des patients et d'un dépistage dans les traitements au long cours. Ils n'apparaissent en effet qu'après plusieurs mois ou années et imposent alors l'arrêt des neuroleptiques. Leur réversibilité semble dépendre de la précocité avec laquelle elles sont détectées puisqu'elles peuvent devenir irréversibles quand elles sont installées depuis plus de six mois. C'est redire l'importance d'un suivi régulier d'un patient chez lequel on prescrit ce genre de traitement. Aux États-Unis, les dyskinésies tardives ont été à l'origine de nombreux procès de médecins pour « mauvaise pratique », sous l'accusation d'un manque d'information préalable ou d'une prescription inappropriée de ces médicaments (mauvaise indication, traitement trop prolongé, etc.).

Ce type de complication ne devrait que très exceptionnellement se rencontrer chez les maniaques, dans la mesure où ces patients ne nécessitent habituellement qu'un traitement neuroleptique de courte durée.

Caractérisé par une fièvre élevée associée à une raideur musculaire, des troubles tensionnels et une altération de la conscience, le *syndrome malin des neuroleptiques* est une complication grave encore plus exceptionnelle. Il nécessite une prise en charge en réanimation mais peut néanmoins être prévenu par une surveillance de la température, l'apparition d'une fièvre élevée chez un patient sous neuroleptiques étant le premier signe d'alerte. L'arrêt immédiat du médicament suffit alors à stopper le processus.

L'utilisation des *thymorégulateurs* (lithium, mais aussi carbamazépine ou Tégrétol* et valpromide ou Depamide*) est plus récente et reste plus limitée que celle des neuroleptiques dans le traitement des accès maniaques.

Les *sels de lithium*, qui sont les produits de référence dans cette classe médicamenteuse, ne sont pourtant pas dépourvus d'avantages : leur bonne tolérance habituelle, leur action globale, homogène sur l'excitation psychique et motrice, en font un traitement à la fois efficace et habituellement mieux supporté par les patients que les neuroleptiques. Un certain nombre d'inconvénients limitent cependant son utilisation, tout du moins comme monothérapie de première intention. Ce traitement exige en effet des conditions qui peuvent s'avérer incompatibles avec un début de cure : la voie orale étant son seul mode d'administration, celle-ci peut être impossible à réaliser chez un malade opposant ; ce traitement nécessite en outre un bilan préalable et une surveillance régulière de la lithiémie (concentration sanguine de lithium). Par ailleurs, son action est longue à se manifester (une à deux semaines) et s'avère souvent incomplète dans les accès maniaques les plus sévères. Le lithium ne peut donc s'utiliser en monothérapie que dans les troubles de faible intensité (hypomanies) ; dans les accès francs qui nécessitent une hospitalisation, les neuroleptiques, plus rapidement efficaces, sont prescrits seuls ou en association avec lui.

En fait, le lithium, comme le Tégrétol* et la Depamide*, est surtout utilisé comme traitement préventif des récidives maniaques ou dépressives, et c'est également à ce titre qu'il est souvent introduit au cours du traitement de la phase aiguë.

Le docteur T... décida de poursuivre le traitement neuroleptique initié la veille en augmentant les doses à

20 mg par jour d'Haldol et à 200 mg par jour de Tercian*. Compte tenu du déni des troubles exprimé par Pierre et de ses réticences à accepter les médicaments, le docteur T... préféra une administration par voie intramusculaire à la prise orale, au moins dans un premier temps. Il décida également d'associer un traitement par lithium aux neuroleptiques. Habituellement mieux toléré que ces derniers par les patients, le lithium présentait cependant une action trop progressive et trop tardive pour que l'on puisse l'employer seul dans les circonstances présentes. Avant d'engager ce traitement, le docteur T... demanda pour le lendemain un électrocardiogramme ainsi qu'un bilan biologique destinés à éliminer toute contre-indication.*

La première semaine d'hospitalisation fut particulièrement mouvementée. Pierre mobilisait à lui seul une bonne partie de l'équipe : de jour comme de nuit, celle-ci devait faire face à une agitation permanente bien que réduite par les sédatifs, répondre à ses demandes, et le rappeler au respect des plus élémentaires règles de vie communautaire. À partir du neuvième jour, l'état de Pierre commença à s'améliorer. Son sommeil se restaurait progressivement. Ses capacités d'attention s'améliorant, il lui devint possible de participer aux jeux de société que l'équipe infirmière proposait l'après-midi aux patients. L'agressivité dont il avait fait preuve en début d'hospitalisation s'atténuait. Son agitation se réduisait jour après jour. L'efficacité du traitement neuroleptique avait néanmoins sa contrepartie, Pierre se plaignant de nombreux effets désagréables. Moins que de la sensation permanente de bouche sèche, il souffrait de la sensation d'être pris dans une sorte de gangue intérieure, de se trouver ralenti dans le moindre de ses mouvements, alors même qu'il ressentait toujours un fort besoin de mobilité. L'observateur extérieur pouvait d'ailleurs constater le changement : ce garçon, si vif lors de son admission, *ne se mobilisait plus qu'avec des gestes décomposés qui lui donnaient l'allure d'un automate. Plus pénible encore pour Pierre était l'impression de tension dans les jambes, d'« impatience » musculaire, qui l'obligeait à se lever sans cesse pour tenter de se dégourdir. Le traitement correcteur par Lepticure*, prescrit dès l'apparition du figement moteur, ne l'avait que partiellement réduit. Vers la deuxième semaine d'hospitalisation, l'état de Pierre s'étant suffisamment amélioré, le docteur T... en profita pour commencer à réduire les doses de neuroleptiques. Cette décision était d'autant plus légitime que le traitement par lithium, introduit dès le deuxième jour d'hospitalisation, avait pu être rapidement équilibré (les dosages plasmatiques oscillaient entre 0,75 et 0,80 meq/l) et avait commencé à exercer son action régulatrice sur l'état d'excitation.*

À partir de là, l'amélioration ne fit que se confirmer, et, après trois semaines d'hospitalisation, Pierre fut pour la première fois autorisé à prendre une permission pour se rendre à son domicile.

III

QUE SAIT-ON
DE LA MALADIE
MANIACO-DÉPRESSIVE ?

L'ensemble des éléments biographiques désormais en la possession du docteur T... lui permit de resituer l'accès maniaque pour lequel Pierre était hospitalisé dans un diagnostic plus général et de l'intégrer dans son contexte psychologique. Pierre présentait à l'évidence une maladie maniaco-dépressive dite bipolaire, faite de l'alternance d'épisodes dépressifs et maniaques. Outre l'actuel accès maniaque, il avait en effet présenté au moins deux épisodes dépressifs de type mélancolique, à dix-sept et à vingt-sept ans. Le second épisode dépressif avait par ailleurs été suivi d'une hypomanie probablement induite par les antidépresseurs. Ces accès dysthymiques survenaient en outre sur un terrain caractérisé par une cyclothymie saisonnière très ancienne. Deux éléments biographiques avaient enfin retenu l'attention du docteur T... : la promotion de Pierre et, surtout, le suicide de sa mère. Sur le plan familial, enfin, l'existence de troubles de l'humeur chez la mère et chez le frère de Pierre ne venait que confirmer, si besoin en était, la certitude diagnostique du docteur T...

Chapitre 7

Le diagnostic de la maladie maniaco-dépressive : deux cents ans d'histoire

L'individualisation de la maladie maniaco-dépressive comme entité pathologique caractérisée par la récurrence périodique d'accès maniaques et/ou dépressifs est relativement récente. Le chemin qui tout au long du XIXe siècle a conduit les auteurs classiques à autonomiser cette entité en la distinguant des autres maladies mentales n'a pas été sans difficultés. Avant d'en arriver aux conceptions actuelles, il a fallu non seulement que soit reconnue l'existence d'un lien entre manie et mélancolie (ce que la médecine antique et des premiers siècles, d'Hippocrate à Arété de Cappadoce et à Alexandre de Tralles, avait déjà fait), mais également que soit reconnu le caractère unitaire de ces phénomènes morbides. Il a par la suite été nécessaire de déterminer la place de cette pathologie au sein de la nosographie psychiatrique [1]. Aujourd'hui encore, si personne ne songe à contester la validité du concept de maladie maniaco-dépressive, les limites de la maladie demeurent encore mal fixées et font l'objet de nombreux débats.

Au XVIIe siècle, Willis précisait l'intuition des Anciens sur

---

1. Nosographie : classification des maladies en sous-ensembles autonomes.

les liens entre manie et mélancolie en observant que « les deux maladies se succèdent souvent, et la première se transforme en la seconde et réciproquement ». Mais c'est à partir du XVIIIe siècle, période au cours de laquelle la psychiatrie se constitue comme branche de la médecine à part entière, que se sont trouvées progressivement réunies les conditions nécessaires à l'élaboration d'une clinique et d'une nosographie des troubles mentaux, au sein de laquelle la maladie maniaco-dépressive allait trouver sa place.

À cette époque, les aliénés (les « fous »), jusque-là victimes du rejet social et de persécutions religieuses, font l'objet d'une nouvelle approche de la part de médecins soucieux d'humanité. Pinel est de ceux-là. Lorsqu'il arrive à Bicêtre en 1793, les aliénés indigents font l'objet d'un traitement distinct selon que leurs troubles sont jugés curables ou incurables. Dans le premier cas, l'aliéné est accueilli à l'Hôtel-Dieu. En cas d'incurabilité présumée, il est adressé à Bicêtre s'il s'agit d'un homme ou à la Salpêtrière s'il s'agit d'une femme. Les malades y sont encore enchaînés. L'entreprise de libération des aliénés engagée par Pinel ne résume pas son œuvre, beaucoup considérant qu'il est en outre le véritable fondateur de la nosographie psychiatrique.

Pinel considère les troubles mentaux comme des maladies, au même titre que les autres affections organiques. Ces maladies touchent les fonctions supérieures du système nerveux et ont pour particularité de ne comporter « ni inflammation ni lésion de structure ». Le champ de la psychiatrie est ainsi défini comme celui des pathologies fonctionnelles et non lésionnelles, pathologies liées à un dysfonctionnement des structures cérébrales plutôt qu'à leur lésion. Si des lésions existent (et certaines pathologies lésionnelles du cerveau peuvent produire des symptômes psychiatriques), elles représentent un élément contingent. En somme, les maladies appartenant au champ de la psychiatrie ne comportent pas de lésions visibles, mais d'autres maladies, notamment neurologiques, peuvent produire des symptômes psychiatriques.

Georget, quelques années plus tard, va formuler clairement une thèse dans ce sens. « Cette thèse conçoit les affections mentales de manière dualiste : d'un côté, les troubles mentaux symptomatiques qui découlent d'une cause organique connue, de l'autre, les troubles idiopathiques dont la cause précise nous est inconnue, mais qui résultent à l'évidence de perturbations purement fonctionnelles. Ce sont eux qui constituent la folie proprement dite. » D'après Postel, cette thèse fonde la « séparation de la psychiatrie et de la neuropsychiatrie ».

Héritier de la méthode des Idéologues pour laquelle l'observation empirique des faits constitue le seul instrument de connaissance du réel, Pinel éprouve, comme ces derniers, une grande méfiance à l'égard des systèmes théoriques explicatifs.

Suivant en cela la filiation de Sydenham, initiateur du retour à Hippocrate qui s'imposera au cours du XVIIIe siècle, Pinel va nourrir un véritable culte pour l'observation et, à la manière d'un botaniste, va relever les signes apparaissant au cours des troubles mentaux dans l'espoir de pouvoir distinguer des classes de maladies différentes. Ainsi, le premier, il va tenter de fournir une *classification* de ces troubles presque exclusivement fondée sur l'étude des *symptômes*. Mais ce projet impose à son auteur qu'il sache sélectionner, parmi l'ensemble des symptômes, les signes pertinents pour fonder une telle classification, autrement dit les signes qui permettent de distinguer les troubles les uns des autres en les caractérisant au mieux.

Pinel opte pour le *délire*, symptôme qui lui paraît tout désigné pour tenir ce rôle. Il décrit ainsi un délire général, touchant plusieurs fonctions de l'entendement (perception, mémoire, jugement, affectivité, imagination...) et s'accompagnant d'excitation, qu'il nomme *manie*, et un délire partiel, limité à un objet, sans atteinte des facultés mentales, qu'il nomme *mélancolie*. Nous sommes loin des descriptions actuelles de la manie et de la dépression, que ne centre plus le délire, mais la démarche clinique est posée, qui cherchera désormais à désigner, parmi les nombreux troubles présentés par les malades, ceux qui permettent au mieux de définir une classe donnée et de la distinguer des autres.

Cette démarche conduira à la remise en cause des premières descriptions de Pinel par d'autres grands noms de l'histoire de la psychiatrie. La constatation de manie sans délire, dominée par l'excitation, et de mélancolie sans délire, permettra, progressivement, de dégager manie et dépression du trouble délirant qui lui est contingent, secondaire, pour centrer leur description sur l'excitation, pour la manie, sur le ralentissement et la tristesse pour la mélancolie.

Parallèlement à sa démarche classificatoire, Pinel ne manque pas d'aborder le problème de la *causalité* de ces maladies « sans lésions ». Il refuse d'utiliser les hypothèses causales comme guide pour la classification des maladies, car, en l'absence de preuves, le risque d'introduire en lieu et place d'un modèle descriptif un modèle explicatif purement théorique, trop éloigné du réel, lui paraît majeur. Parmi les causes possibles, il envisage : l'hérédité ; les causes physiques, que ce soit les atteintes directes du cerveau, en particulier traumatiques, ou les atteintes indirectes liées aux effets secondaires sur le cerveau de l'altération d'autres organes ou fonctions du corps (fièvre ou hémorragie, par exemple) ; les causes morales, enfin, considérées comme les plus fréquentes et les plus importantes dans l'émergence de troubles psychiatriques (passions contrariées, mode de vie, éducation trop laxiste ou trop dure).

L'essentiel du *traitement* se devra donc d'être moral. D'après Pinel, « l'esprit dérangé peut être ramené à la raison avec l'aide de l'institution soignante », car « l'environnement de l'aliéné va jouer un rôle capital dans la cure ». Ses positions s'inspireront de l'esprit philanthropique et social des Idéologues de l'époque. « Il faut isoler le malade dans une institution spéciale, d'abord pour le retirer à ses perceptions habituelles – à celles qui ont engendré la maladie ou accompagné tout au moins son début – ensuite pour pouvoir contrôler entièrement ses conditions de vie. Là, il sera soumis à une discipline sévère et paternelle, dans un monde entièrement réglé par la loi médicale. » C'est à un véritable programme rééducatif auquel nous invite Pinel, duquel la violence et les vexations inutiles seront proscrites (ni visites de badauds étrangers ni chaînes), et auquel contribuera un personnel bien formé. Ce programme est fondé sur un dosage bien étudié de menaces et de récompenses, toujours administrées avec la plus grande sollicitude mais aussi la plus grande fermeté.

Après Pinel, la nosologie psychiatrique va s'enrichir d'un nouveau critère de classification : *l'évolution des troubles*. Pour évidente que l'importance de ce facteur nous apparaisse aujourd'hui, tout spécialement en ce qui concerne la définition de la maladie maniaco-dépressive, il est à l'époque controversé. Ainsi, alors que Magnan tente d'individualiser un délire chronique sur la base de son cours évolutif persistant, Ball argumentera ainsi contre la méthode : « Par quels moyens parvient-on à différencier les maladies, à les distinguer les unes des autres, à en tracer les caractères, à en préciser les limites ? On s'adresse d'abord aux lésions anatomiques quand il en existe, et c'est le malheur de la médecine mentale de manquer le plus souvent de cette base d'opération ; on s'adresse ensuite aux symptômes, et mieux encore aux causes de la maladie, quand il est possible de les connaître. Or ce n'est sur aucune de ces données qu'on s'appuie aujourd'hui pour constituer le délire chronique ; on nous signale uniquement l'évolution de certains troubles intellectuels, évolution qui distinguerait, dit-on, les délirants chroniques des autres persécutés. C'est s'appuyer sur une base bien fragile que de prendre la marche et les terminaisons d'une maladie pour en déterminer les caractères, pour en tracer les limites, et surtout pour créer des espèces nouvelles. Si l'on acceptait un tel système, avec toutes ses conséquences, il faudrait admettre qu'il existe deux espèces de fièvre typhoïde, dont l'une se terminerait par la guérison, l'autre par la mort. » Pour pertinente que soit cette remarque, dont le mérite est de souligner la valeur non absolue du critère évolutif et de défendre l'idée qu'une maladie peut suivre des cours évolutifs différents, Ball, à ce moment-là de l'histoire, fait erreur. La prise en compte de ce facteur va en effet permettre à Falret et à Baillarger de décrire le cycle maniaco-dépressif et, pour la première fois dans l'histoire de la psychiatrie, de lier clairement, dans une même maladie, la manie et la mélancolie.

En 1854, Baillarger présente à l'Académie de médecine un mémoire portant sur l'étude d'« un genre spécial d'aliénation mentale caractérisé par l'existence régulière de deux périodes ». L'une de ces périodes est faite d'excitation, c'est la manie ; l'autre est faite d'abattement, c'est la mélancolie. Baillarger propose de nommer « folie à double forme » ce nouveau type d'aliénation. Quelques jours plus tard, Falret soutient devant la même Académie avoir, dès 1850, décrit cette entité dans ses leçons cliniques sous le nom de « folie circulaire » et en réclame la paternité. Ces querelles de priorité ont dissimulé les profondes divergences de ces deux auteurs concernant la maladie décrite. La description proposée par Falret apparaît bien davantage en rupture avec les conceptions antérieures et marque bien mieux l'origine de la maladie maniaco-dépressive que celle de Baillarger. Falret décrit en effet l'existence d'*intervalles libres* entre accès maniaques et mélancoliques, au cours desquels le malade ne présente plus aucun trouble. Il inclut ainsi dans sa « folie circulaire » certaines formes cliniques aujourd'hui reconnues comme typiques de la maladie maniaco-dépressive. Jules Falret, fils du précédent, allait par la suite reprendre ces descriptions en individualisant trois types de folies circulaires : une forme où manie et mélancolie se succèdent sans intervalle libre entre les deux et sans interruptions ; une forme, exceptionnelle, où manie et mélancolie seraient séparées par un intervalle libre ; une forme, la plus fréquente, dans laquelle la mélancolie succède à la manie sans solution de continuité, l'accès mélancolique étant lui-même suivi d'un intervalle libre.

Ces descriptions demeurent cependant incomplètes, puisqu'elles n'incluent pas dans la maladie maniaco-dépressive la totalité des états maniaques, dont certains font l'objet de descriptions et de classifications indépendantes. Surtout, ces descriptions n'ont pas permis de situer l'entité nouvellement décrite dans un cadre réellement nosologique susceptible de classer les affections mentales, non seulement selon leurs caractéristiques cliniques et évolutives, mais aussi à partir du recensement de leurs *causes*.

Classer les maladies est une impérieuse nécessité. Un tel ordonnancement constitue en effet le guide indispensable de toute pratique médicale, quelle que soit la discipline, psychiatrie comprise. En 1861, Buchez posait la question : « À quoi servent les classifications en médecine ? », avant de répondre : « Ce n'est pas seulement à faciliter l'enseignement et à aider la mémoire, ce qui est déjà beaucoup. Leur but le plus important est d'assurer le diagnostic, ce diagnostic qu'on appelle aujourd'hui différentiel, et, comme le diagnostic est à la base du traitement, leur but, en dernière analyse, est le traitement. »

Pouvoir fonder une classification des maladies sur leur étiologie présente un intérêt évident. Un de ces intérêts est de donner une assise objective, donc indiscutable, au découpage des catégories. En psychiatrie, comme dans d'autres disciplines, la plupart des discussions portant sur la pertinence d'individualiser tel ou tel ensemble pathologique sont sous-tendues par l'ignorance de la cause. D'autre part, si le but ultime des classifications est de faciliter la démarche thérapeutique, il va de soi qu'un regroupement des maladies selon leur cause sera le meilleur repère pour le traitement étiologique. Ainsi, seule la mise en évidence d'une infestation par le bacille de Koch permet de distinguer la tuberculose de toutes les autres maladies susceptibles de s'exprimer par les mêmes symptômes, et d'administrer secondairement le traitement spécifique. Qui plus est, seule la reconnaissance du facteur étiologique permet de réunir dans une même classe diagnostique des malades qui parfois présentent des signes d'une très grande diversité.

En psychiatrie, la mouvance des classifications est en

grande partie liée à l'insuffisance de nos connaissances sur l'étiologie des maladies mentales. En fait, contrairement à beaucoup d'affections organiques, la plupart des maladies mentales ne peuvent être considérées comme liées à un facteur causal unique (qui aurait jusqu'à présent échappé à tous les efforts de recherche). Comme nous le reverrons à propos de la maladie maniaco-dépressive, il est plus probable qu'il s'agit de maladies complexes, pluridéterminées, et que les difficultés à cerner leurs causes et leurs mécanismes viennent principalement de l'intrication de très nombreux facteurs dont les relations sont difficiles à modéliser.

En dépit des difficultés précitées, et parallèlement aux efforts déployés en vue d'affiner la description des troubles mentaux, les auteurs anciens se sont constamment interrogés sur la nature de leurs étiologies et sur la place qu'il convient d'accorder aux hypothèses causales dans l'élaboration des classifications.

Fallait-il, pour décrire au mieux les maladies naturelles affectant les fonctions supérieures et ne comportant pas de lésions, utiliser comme critère de définition l'étiologie, malgré l'absence de certitudes sur ce critère ? Fallait-il, au contraire, se contenter de décrire ces troubles, de façon le plus a-théorique possible, dans l'attente de plus amples données étiologiques ? Ces questions parcourent toute l'histoire de la psychiatrie, du XVIIIe siècle à nos jours.

Pour Morel, successeur de Falret, il est clair qu'une classification se doit d'introduire le facteur étiologique. « Il me paraît, écrit-il, qu'une classification essentiellement basée sur l'élément étiologique était le meilleur moyen de sortir de la voie trop exclusive que l'on avait suivie jusqu'alors en catégorisant les aliénés d'après les troubles ou les lésions des facultés intellectuelles ou affectives. » Ainsi, d'après lui, « le *Traité des maladies mentales* est la confirmation du principe que, dans chaque forme d'aliénation, on retrouve, chez les individus atteints du même mal, une manifestation similaire des mêmes phénomènes pathologiques et que la nature de la cause indique la nature du traitement ». Cet homme a des idées sur l'étiologie probable des maladies mentales, puisées dans les thèses métaphysiques de son ami Buchez. Il s'appuie sur une conception anthropologico-psychiatrique (développée dans son *Traité des dégénérescences* de 1857) pour décrire les maladies mentales dans son *Traité des maladies mentales*, description constituant une application de sa théorie générale de l'humain. Il « place d'emblée sa conception sous l'autorité de la Genèse biblique » et introduit un postulat fondamental : « L'homme a été créé suivant un type primitif parfait. » La maladie mentale constituerait une déviation de ce type, une dégénérescence, liée à l'influence de circonstances extérieures nocives, et, « en dernier ressort, par le péché originel qui l'a soumis aux vicissitudes de ses rapports au monde » (Bercherie). « L'idée la plus claire que nous puissions nous former de la dégénérescence de l'espèce humaine est de nous la représenter comme une déviation maladive d'un type primitif. » De plus, cette dégénérescence comporterait un caractère de transmissibilité progressive, qui, d'une génération à l'autre, produirait une dégénérescence de plus en plus sévère. Morel propose donc une nosologie fondée sur ce critère dégénératif. Il rejette la nosologie d'Esquirol et y oppose une classification en six types de folies (héréditaires, par intoxication, hystériques, épileptiques et hypocondriaques, sympathiques, idiopathiques et démences).

Si cette position personnelle n'obtient que peu de succès, elle mérite d'être exposée, car elle rend bien compte du risque auquel peut conduire l'introduction, dans la classification des troubles mentaux, de facteurs étiologiques qui ne peuvent être que supposés. Outre la perte du bon sens clinique hérité de Pinel dans la description des troubles, cette position peut conduire à adopter des mesures thérapeutiques hasardeuses fondées sur le seul modèle explicatif proposé. Avec Morel, les présupposés étiologiques s'érigent en certitudes.

La psychanalyse, à ce titre, quels que soient ses services rendus à la connaissance du fonctionnement du sujet humain, s'est trop souvent comportée d'une manière comparable. Autres temps, mêmes abus, le modèle de Morel est métaphysique, celui de Freud sera métapsychologique. Les dépressions dites psychogènes restent encore de nos jours un de ces multiples avatars d'une pensée étiologisante conduisant à des prescriptions (la psychanalyse) en rapport avec des présupposés étiologiques érigés en certitudes (la cause du syndrome dépressif actuel serait dans les conflits inconscients du sujet).

C'est dans le souci d'intégrer les multiples facteurs sur lesquels peut se fonder une classification que Kraepelin élaborera son *Traité des maladies mentales* qui, pour l'essentiel, a fondé les bases sur lesquelles repose encore la psychiatrie d'aujourd'hui. « Puisque, jusqu'ici, écrit-il, ni en anatomie pathologique, ni en étiologie, ni en clinique, les recherches ne sont assez avancées pour nous fournir un fondement sûr en vue du classement des troubles mentaux, nous devons, pour mener notre ouvrage à bout, utiliser les recours qui seront mis à notre disposition de ces trois côtés. » Dès 1899, il propose une classification très fine des différents troubles mentaux au sein de laquelle figure le cadre de la « folie maniaco-dépressive » (le terme de « psychose maniaco-dépressive », qui s'imposera jusqu'aux années soixante-dix, est introduit en 1907 par Deny et Camus). Pour Kraepelin, la séquence et la durée des cycles, comme celles de l'intervalle libre, ne modifient pas le diagnostic mais déterminent les aspects cliniques de la maladie. Kraepelin isole, en outre, à côté de la manie et de la mélancolie, l'état mixte où s'associent dans un même accès des symptômes de types mélancolique et maniaque. Du point de vue étiopathogénique, il considère la folie maniaco-dépressive comme une psychose endogène constitutionnelle largement déterminée par l'hérédité et dont l'évolutivité serait peu influencée par les facteurs psychologiques et environnementaux.

Après Kraepelin, l'intérêt pour la nosologie s'effrite à la mesure de l'intérêt croissant pour la perspective psychodynamique inaugurée par Freud. Dès 1957 cependant,

Leonhard introduit une dichotomie radicale en distinguant deux formes de psychose maniaco-dépressive : la forme *bipolaire*, qui s'exprime par la survenue d'accès maniaques et dépressifs, et la forme *unipolaire*, qui ne présente qu'un seul type d'accès, le plus souvent dépressif, rarement maniaque. De nombreux travaux, après ceux de Leonhard, sont venus confirmer le bien-fondé de cette dichotomie, sur la base de multiples arguments liés :

– à la transmission familiale du trouble : le risque morbide chez les parents du premier degré [1] est plus élevé en cas de trouble bipolaire qu'en cas de trouble unipolaire ; ce risque morbide est à la fois uni- et bipolaire dans le premier cas, alors qu'il est presque exclusivement unipolaire dans le second ;

– à l'âge de survenue des premiers troubles, plus précoce dans la forme bipolaire ;

– à la sémiologie des accès dysthymiques (les dépressions ayant un début aigu, présentant des symptômes psychotiques ou une association hypersomnie-ralentissement, seraient plus caractéristiques des formes bipolaires) ;

– à la personnalité intercritique : elle est plus extravertie, chaleureuse, dynamique chez le bipolaire, plus introvertie, soucieuse, scrupuleuse chez l'unipolaire ;

– à la réponse au traitement préventif par le lithium, qui apparaît plus efficace chez le bipolaire, enfin.

Au cours des dernières années, la tendance a été de préférer le concept de maladie maniaco-dépressive à celui de psychose maniaco-dépressive, les caractéristiques psychotiques n'étant plus reconnues comme une constante de la symptomatologie. Mais on a surtout pu assister à une extension considérable du concept de *maladie bipolaire*. Cette évolution est liée à l'inclusion dans ce cadre de nombreux troubles antérieurement considérés comme appartenant à la

---

1. Les parents du premier degré présentent un lien de consanguinité direct avec le sujet. Il s'agit du père, de la mère, des enfants, des frères et sœurs.

forme unipolaire de la maladie maniaco-dépressive ou comme indépendants de celle-ci.

Deux types constituent la maladie bipolaire proprement dite. Le type I est caractérisé par la survenue d'au moins un accès maniaque franc sans cause organique décelable (cet accès alterne habituellement avec des accès dépressifs, mais peut être unique). Le type II est défini par la survenue d'accès dépressifs francs associés à des accès hypomaniaques spontanés. Mais, certains troubles ayant les mêmes caractéristiques familiales et évolutives, la même personnalité prémorbide et la même réactivité aux traitements que la maladie bipolaire, d'aucuns ont estimé légitime de les inclure dans le « spectre » de la maladie. C'est le cas des troubles bipolaires dits de type III. Il s'agit de dépressions récurrentes dont la guérison s'associe à la survenue d'un accès hypomaniaque spontané ou induit par les antidépresseurs, associées à des antécédents familiaux de bipolarité ou survenant sur un fond de personnalité cyclothymique. Appartiennent également au « spectre » les dépressions chroniques de faible intensité (dysthymies) présentant les deux premières caractéristiques sus-citées. Peuvent aussi être rangés dans cette ensemble certains troubles de la personnalité tels que la cyclothymie, caractérisée par une oscillation de l'humeur entre dépression et élation, ou le tempérament hyperthymique, qui est une simple tendance hypomaniaque plus ou moins chronique.

À cette extension du « spectre » bipolaire correspond un affaiblissement du cadre de la maladie maniaco-dépressive unipolaire. Cela est partiellement lié au fait que de nombreux états dépressifs antérieurement attribués au groupe des unipolaires sont aujourd'hui reclassés comme bipolaires. La précarité du statut « unipolaire » est d'ailleurs consubstantielle à sa définition, le diagnostic de trouble unipolaire risquant toujours d'être révisé pour celui de trouble bipolaire. Ce cas de figure n'est pas exceptionnel, la survenue d'un accès maniaque s'observant après trois accès dépressifs chez 15 à 20 % des dépressions unipolaires. Mais contribue également à cet affaiblissement le fait que la distinction entre les notions de maladie maniaco-dépressive unipolaire et de *dépression récurrente* est imprécise. Ainsi, dès 1980, l'école psychiatrique américaine abandonnait la notion de psychose maniaco-dépressive unipolaire dans sa classification (le DSM-III) pour ne conserver que celle de dépression récurrente. Cette attitude a été par la suite reprise et confirmée dans la 10e Classification internationale des maladies (CIM-10), publiée par l'OMS en 1992, et dans le DSM-IV (1994).

Pour conclure sur cette évolution récente, on peut observer qu'elle a abouti à une sorte de réunification du concept de maladie maniaco-dépressive unique, organisée autour du noyau bipolaire, au fur et à mesure que la notion de maladie maniaco-dépressive unipolaire perdait de sa consistance.

La question des limites de la maladie se pose non seulement vis-à-vis de ses formes les plus modérées, mais également à propos des plus sévères d'entre elles. Comme nous l'avons déjà vu, les accès maniaques et dépressifs peuvent en effet s'accompagner de manifestations psychotiques tout à fait évocatrices d'une schizophrénie. Kraepelin avait cependant souligné une différence fondamentale entre ces deux affections : alors que la schizophrénie évolue vers une détérioration progressive, les accès de la maladie maniaco-dépressive aboutissent à une guérison avec *restitutio ad integrum* de l'état antérieur. Cette distinction peut toutefois offrir de grandes difficultés, source de divergences dans le jugement diagnostique des psychiatres. Ces divergences se sont révélées dans les années soixante-dix à partir d'une étrange constatation : les fréquences des troubles de l'humeur (manie et dépression) et des schizophrénies chez les malades hospitalisés étaient dans un rapport inverse aux États-Unis et en Grande-Bretagne : alors que le diagnostic de schizophrénie était majoritaire aux États-Unis, celui de trouble de l'humeur prédominait en Grande-Bretagne. Avant de conclure à une inégalité de fréquence de ces deux types de maladie, des psychiatres new-yorkais et londoniens eurent l'idée de procéder à un examen conjoint des mêmes malades (ce fut l'« UK-US Study »). D'après les résultats de cette étude, publiée en 1972, un malade donné avait deux fois plus de chances d'être diagnostiqué schizophrène par un psychiatre américain que par un psychiatre anglais et deux fois plus de chances d'être diagnostiqué déprimé par un psychiatre anglais, que par un psychiatre américain. Ces résultats ont largement contribué à la mise au point des systèmes diagnostiques actuels, fondés sur un consensus international et l'adoption de critères opérationnels. Concernant les rapports entre schizophrénie et troubles de l'humeur, ces systèmes ont d'ailleurs adopté une position plus proche du point de vue européen que des positions américaines. À la conception extensive de la schizophrénie, qui avait jusqu'alors prévalu aux États-Unis, s'est ainsi substituée une meilleure reconnaissance des troubles de l'humeur. Restent cependant un certain nombre d'états intermédiaires dénommés schizophrénies dysthymiques qui soulèvent de nombreuses questions non encore toutes résolues : s'agit-il d'une forme particulière de maladie maniaco-dépressive, d'une forme particulière de schizophrénie, d'un troisième type de maladie, indépendante des précédentes, ou encore d'un état issu de l'association de ces deux affections ?

Voilà près de deux cents ans que la psychiatrie est entrée dans le champ des disciplines médicales et qu'elle s'interroge sur la nature des maladies mentales. L'absence de réponse simple à cette question représente, nous l'avons vu, un lourd handicap, non seulement pour la compréhension, mais aussi pour la classification de ces affections. Souvent considérée comme la parente pauvre de la médecine en raison des limites de son savoir, la psychiatrie peut en fait, selon Bercherie, être considérée comme sa « parente riche, puisqu'elle a affaire aux perturbations des fonctions les plus complexes et les plus passionnantes du système nerveux central ». Plus qu'un échec de la connaissance, ces limites sont en fait le signe de la complexité de la pathologie mentale. Richesse et non pauvreté : en témoigne l'abondance des données d'ordre épidémiologique, clinique, psychologique et psychosocial, mais aussi d'ordre génétique, biologique et pharmacologique, accumulées par les chercheurs. Mais richesse désordonnée puisque manque, aujourd'hui encore, le modèle qui permettrait d'intégrer dans un schéma fonctionnel global l'ensemble de ces connaissances.

L'absence d'un tel modèle n'est pas sans conséquences dans l'élaboration des classifications. La richesse des données accumulées permet en effet, selon que tel ou tel indice est privilégié, de procéder à une très grande variété de découpages au sein de la pathologie. Les classifications les plus récentes ont cherché à conserver un caractère le plus « a-théorique » possible en excluant, autant que faire se peut, tout *a priori* étiopathogénique, et en privilégiant les éléments descriptifs pour caractériser les différentes catégories de troubles. Un autre de leurs objectifs a été de rechercher le consensus international (ce à quoi invitaient les résultats de l'« UK-US Study ») et de proposer des définitions claires et standardisées pour les maladies mentales. Une des voies suivies, par la psychiatrie nord-américaine notamment, a été la mise au point de systèmes critériologiques. Introduits dès 1972 par Feighner et ses collaborateurs, de l'école de Saint Louis, ces systèmes définissent chaque catégorie de troubles à l'aide de critères qui doivent être tous présents pour que le diagnostic soit porté. Chaque critère peut être monothétique (est exigée la présence ou l'absence d'une seule caractéristique), ou polythétique (l'observateur doit retrouver un nombre minimal de caractéristiques appartenant à un ensemble prédéfini). La troisième version du Manuel diagnostique et statistique des troubles mentaux (DSM-III), publiée en 1980 par l'Association psychiatrique américaine, a été la première classification générale fondée sur un tel système critériologique. Cette approche a été adoptée par les classifications les plus récentes. C'est, bien entendu, le cas pour le DSM-IV (1994), qui est l'héritier du DSM-III, mais aussi pour certaines versions de la 10ᵉ Classification internationale des maladies (CIM-10), publiée en 1992, qui est l'émanation directe de l'Organisation mondiale de la santé (OMS).

La maladie dont souffrait Pierre étant reconnue, le problème était désormais moins celui du traitement de l'accès maniaque, dont la résolution était en bonne voie, que celui de la prévention à long terme de la maniaco-dépression. Celle-ci reposait essentiellement sur la poursuite d'un traitement prophylactique, en l'occurrence le lithium qui avait été introduit lors du dernier accès maniaque. Compte tenu du déni de sa maladie qu'avait constamment affiché Pierre, la tâche s'annonçait ardue. Le docteur T... entreprit donc un travail qu'il espérait pédagogique en saisissant les moindres réflexions ou questions de Pierre pour tenter de nouer une alliance thérapeutique. Au décours de cet épisode, dont il commençait à percevoir les inquiétantes conséquences actuelles et futures, Pierre se résolvait à accepter l'idée qu'il puisse s'agir d'une maladie. Le docteur T... espérait que, plus tard, après qu'une meilleure collaboration se serait instaurée entre lui et son patient, Pierre allait pouvoir aborder avec lui les raisons profondes qui l'avaient conduit au refus de se reconnaître malade.

Chapitre 8

Les causes de la maladie
maniaco-dépressive

Pour l'instant, Pierre se contentait de poser les questions qui concernaient cette maladie : est-elle fréquente ? comment l'expliquer ? est-elle héréditaire ? les circonstances de la vie et la personnalité des malades jouent-elles un rôle dans sa survenue ?

Pierre, à l'évidence, avait besoin de réponses pour réellement accepter, en connaissance de cause, de se soigner.

Le docteur T... savait bien que les connaissances sur la maladie maniaco-dépressive, et particulièrement sur la forme bipolaire présentée par Pierre, s'étaient considérablement étendues au cours des vingt dernières années, et il pensait également que Pierre pouvait utilement en être averti.

LA MALADIE MANIACO-DÉPRESSIVE
EST-ELLE FRÉQUENTE ?

Le docteur T... connaissait bien les résultats des nombreuses études épidémiologiques cherchant à répondre à cette question.

« *On estime que 1% environ de la population présente ce type de troubles. Mais, de l'avis de tous les spécialistes, la réalité dépasse sans doute ce chiffre, du fait des difficultés rencontrées dans les enquêtes épidémiologiques pour l'identification des épisodes passés de la maladie. Par ailleurs, le nombre des sujets traités pour cette maladie est bien inférieur au nombre de sujets atteints. Cela s'explique par les difficultés qu'éprouvent nombre d'entre eux à s'avouer une affection psychiatrique considérée à tort comme "honteuse" et à consulter pour ce motif; cela s'explique aussi par le fait que le diagnostic n'est pas toujours porté par les médecins consultés.*

« *La maladie bipolaire est aussi fréquente chez l'homme et chez la femme, alors que la dépression est deux fois plus fréquente chez la femme que chez l'homme. Certains ont cru pouvoir interpréter cette différence par le fait que la dépression serait soumise à l'influence de facteurs psycho-environnementaux plus prégnants chez la femme que chez l'homme, tandis que la maladie maniaco-dépressive répondrait à un déterminisme biologique, endogène, relativement indépendant du sexe.*

« *Une autre particularité du trouble bipolaire réside dans le fait que cette affection se retrouve plus fréquemment chez des sujets appartenant aux niveaux socio-économiques les plus élevés, sans que l'on puisse savoir s'il s'agit d'une cause ou d'une conséquence de la maladie. Très habituellement, le maniaco-dépressif est un homme ou une femme qui travaille, qui possède un haut niveau éducatif et socio-économique, et qui fait preuve d'une bonne adaptation sociale. Mais tous les niveaux socio-éducatifs peuvent s'observer.*

« *La maladie maniaco-dépressive est universelle. Elle n'est soumise à aucune différence interraciale. Si, dans certaines minorités religieuses, particulièrement étudiées aux États-Unis, la maladie paraît plus fré-*

quente que dans le reste de la population, cela résulte davantage d'une sélection génétique (les mariages étant exclusivement intracommunautaires) que d'éventuels facteurs culturels spécifiques.

« Pathologie universelle, la maladie maniaco-dépressive pourrait être une maladie plus fréquente aujourd'hui qu'hier. Il apparaît que le nombre de dépressions mais aussi de troubles bipolaires a augmenté parmi les générations nées après 1940. De nombreuses interprétations ont été proposées pour rendre compte de ce phénomène. Une d'entre elles met en avant que, au fil du temps, les premiers troubles apparaissent chez des sujets de plus en plus jeunes puisque l'âge moyen d'apparition des troubles bipolaires était classiquement de 25-30 ans, alors qu'il est aujourd'hui de 21 ans. Cette plus grande fréquence du trouble et le plus jeune âge de leur apparition pourraient s'expliquer par un accroissement des facteurs de vulnérabilité et/ou une réduction des facteurs de protection à l'égard des troubles de l'humeur. Les profondes modifications socioculturelles qui ont marqué les pays développés depuis l'après-guerre ne seraient pas étrangères à cette plus grande vulnérabilité des individus aux troubles dépressifs et bipolaires. Le déterminisme au moins partiellement génétique de la maladie bipolaire ne fait pas obstacle à cette hypothèse, l'expression symptomatique (" phénotypique ") de ce type d'affection pouvant dépendre de facteurs environnementaux. »

POURQUOI ET COMMENT DEVIENT-ON MANIACO-DÉPRESSIF ?

« Dans un cas tel que le vôtre, dit le docteur T..., face à la question : pourquoi est-il maniaco-dépressif ? nous sommes en droit de répondre, de façon théorique et très schématique :

— parce que sa mère et son frère présentent des troubles semblables aux siens et que cette maladie est héréditaire ;

— parce qu'il souffre d'une altération de certains systèmes touchant à la neurotransmission cérébrale ;

— parce qu'il n'a jamais acquis, au cours de son développement psychoaffectif, une juste appréhension de sa propre valeur, et qu'il présente une vulnérabilité psychologique conduisant à cette maladie ;

— parce qu'un certain nombre d'événements stressants ont précipité chacun de ses accès. »

Ces réponses semblent antagonistes, sous-tendues par des logiques divergentes, issues de systèmes explicatifs opposés. C'est en tout cas ce qu'a pu faire croire le débat stérile qui, dans le passé (et parfois encore de nos jours), a opposé les tenants de l'organogenèse des maladies mentales aux partisans de leur psychogenèse. Chaque camp, considérant comme absolues des vérités qui n'étaient en réalité que partielles, s'est trouvé contraint par sa propre logique dogmatique d'ignorer des données pourtant évidentes. En effet, aujourd'hui la compréhension de la maladie en passe par des modèles intégrant l'ensemble de ces facteurs. Pour ces modèles, la maladie maniaco-dépressive est une maladie qui procède très certainement d'une vulnérabilité génétique, dont les accès impliquent à l'évidence des anomalies biologiques, mais dont le déclenchement, l'expressivité et l'évolution sont aussi partiellement soumis à l'influence de facteurs psychologiques.

LA MALADIE MANIACO-DÉPRESSIVE
EST-ELLE GÉNÉTIQUE ?

La réponse apportée à cette question par le docteur T... était sans détour : l'existence d'une vulné-

rabilité génétique prédisposant à la maladie était démontrée.

L'histoire de Pierre témoignait de cette vulnérabilité génétique à la maladie, transmise probablement par sa mère à son frère et à lui-même. Cependant, si une telle transmission de la maladie est admise chez les maniaco-dépressifs, le mode de transmission reste mystérieux.

Dès 1922, Kraepelin observait le caractère familial de la « folie maniaco-dépressive » et en déduisait son caractère héréditaire. De nos jours, cette hypothèse se trouve renforcée par de très nombreux arguments issus d'études familiales, d'*études de jumeaux* et d'*études d'adoption*, sans que les techniques génétiques modernes aient pu déterminer le ou les facteurs génétiques en cause.

L'observation familiale montre que la maladie maniaco-dépressive touche en général plusieurs membres d'une même famille. Les études les plus récentes, fondées sur l'analyse de nombreux *pedigrees* (arbre familial qui permet de dresser la carte des différents individus atteints) et sur la distinction bipolaire/unipolaire, ont confirmé cette observation, particulièrement pour les troubles bipolaires. Ainsi, 6 à 7 % des apparentés du premier degré des patients bipolaires présentent le même type de trouble, tandis qu'une dépression unipolaire est retrouvée chez 10 à 15 % d'entre eux. Parallèlement, 16 à 17 % des apparentés du premier degré des patients unipolaires souffrent de dépression unipolaire, alors que 2,5 à 3 % d'entre eux présentent un trouble bipolaire. Par rapport à la population générale, le risque de présenter le même sous-type de trouble est ainsi multiplié par six ou sept dans la famille des bipolaires, et par deux ou trois dans la famille des unipolaires.

Ces observations suggèrent l'existence d'une transmission génétique sans permettre de l'affirmer. En effet, l'agrégation familiale d'une maladie peut tout aussi bien résulter d'effets environnementaux que d'interactions précoces avec le milieu (qu'elles soient intra- ou extrafamiliales).

Les études de jumeaux ont cependant apporté des arguments supplémentaires en faveur du facteur génétique.

Ces études réunissent des couples de jumeaux dont un au moins est porteur de la maladie étudiée. Elles consistent à comparer la concordance de l'autre jumeau pour cette atteinte, en distinguant entre jumeaux homozygotes (issus du même œuf) et jumeaux hétérozygotes (issus de deux œufs différents). Le pourcentage de concordance correspond au nombre de paires dans lesquelles les deux jumeaux sont atteints rapporté au nombre total de paires étudiées. Les jumeaux monozygotes possèdent un patrimoine génétique strictement identique, tandis que les jumeaux dizygotes (ou « faux jumeaux ») sont dotés d'un capital génétique aussi distinct que celui de deux frères ou sœurs. Si la concordance est plus élevée chez les monozygotes que chez les dizygotes, l'existence d'un facteur de transmission génétique est très probable, cette différence étant difficilement explicable par les seuls effets de l'environnement.

Dans le cas de la maladie maniaco-dépressive, les taux de concordance varient entre 50 et 100 % chez les monozygotes et sont de l'ordre de 20-25 % chez les dizygotes. Vers la fin des années soixante-dix, Bertelsen a pu montrer que la concordance entre homozygotes est plus élevée chez les bipolaires que chez les unipolaires et qu'elle augmente avec la gravité des troubles : elle est de 80 % pour les bipolaires de type I, de 78 % pour les bipolaires de type II, de 59 % pour les unipolaires ayant présenté plus de deux épisodes et de 33 % pour les unipolaires n'ayant eu qu'un ou deux épisodes. De tels résultats sont en faveur d'un facteur génétique. Cependant, l'absence de concordance absolue chez les monozygotes (individus dotés du même capital génétique) témoigne de la participation de facteurs environnementaux et, sans doute même, d'une interaction entre gènes et environnement nécessaire à l'expression de la maladie.

Les études d'adoption consistent à comparer les parents

biologiques et adoptants d'enfants adoptés avant l'âge d'un an et présentant une maladie maniaco-dépressive. Elles peuvent également comparer la fréquence de la maladie chez les enfants adoptés selon que les parents biologiques ou adoptants en sont eux-mêmes atteints. Cette méthode permet d'évaluer de façon indépendante l'influence des facteurs génétiques tout en contrôlant l'influence du milieu (facteurs éducatifs, etc.).

On a ainsi pu montrer que les parents biologiques de maniaco-dépressifs élevés dans une famille d'adoption sont plus souvent atteints que les parents adoptifs. De même, les enfants adoptés nés de parents biologiques malades, mais élevés par des parents adoptifs sains, sont en effet plus souvent malades que des enfants nés de parents biologiques sains mais élevés par des parents adoptifs malades. Comme la précédente, cette méthode offre des arguments en faveur de l'implication de facteurs génétiques dans ce type de maladie.

À partir des années quatre-vingt, le formidable développement du génie génétique a mis à la disposition des chercheurs de nouveaux moyens techniques, *marqueurs génétiques* en particulier, qui ont très vite été appliqués à l'étude de la maladie maniaco-dépressive. Les études d'associations reposent sur la comparaison d'une population de malades et d'une population témoin. Leur hypothèse est que certains allèles (copies d'un gène d'origine maternelle et paternelle) sont plus fréquents dans la population malade que chez les témoins. Les allèles susceptibles d'être étudiés ne correspondent pas forcément aux gènes directement impliqués dans le processus pathologique, ceux-ci étant inconnus et ne disposant pas toujours de marqueurs. Mais la surreprésentation d'un allèle dans la population atteinte signifie au moins que le gène responsable de la maladie est proche de celui-ci. L'utilisation de techniques classiques avait déjà permis d'observer une fréquence accrue du groupe sanguin O chez les bipolaires comparés aux contrôles sains ou aux unipolaires, ou des antigènes HLA BW 27 chez l'ensemble des maniaco-dépressifs. Plus récemment, les techniques modernes ont permis de montrer que deux allèles du gène de la tyrosine hydroxylase étaient plus souvent rencontrés dans une population de malades bipolaires que dans une population témoin. L'intérêt de ce résultat tient au fait que la tyrosine hydroxylase est une enzyme essentielle à la synthèse de certains neuromédiateurs.

Les analyses de liaison génétique (*linkage*) reposent sur l'étude de familles dites « informatives », c'est-à-dire dont plusieurs membres présentent la maladie. Elles ont pour but de déterminer si un trait pathologique se transmet de génération en génération indépendamment ou non d'un marqueur génétique. L'existence d'une telle liaison est en faveur d'une étiopathogénie génétique et permet de supposer que le gène maladie est sur le même chromosome que le marqueur génétique. Plusieurs liaisons entre troubles de l'humeur et différents marqueurs génétiques ont ainsi été identifiées dans certaines populations. Ces marqueurs étaient situés sur le chromosome 9 (marqueur codant pour le système HLA), sur l'extrémité du bras court du chromosome 11 (région 11p15 correspondant au gène de l'insuline et à l'oncogène H-RAS, résultats retrouvés au sein de la population Amish vivant en Pennsylvanie) et sur l'extrémité du bras long du chromosome X (région Xq28 correspondant aux gènes codant pour le facteur IX de la coagulation et la vision des couleurs).

Ces résultats n'ont cependant pas été toujours retrouvés lors d'études sur des populations différentes.

Ainsi, bien que très probablement soumise à un déterminisme génétique, la maladie maniaco-dépressive ne répond pas aux lois mendéliennes de l'hérédité, l'hypothèse la plus probable étant qu'une vulnérabilité génétique ne fait que prédisposer l'individu à développer le trouble sous l'influence d'autres facteurs. Pour certains, cette vulnérabilité génétique serait très hétérogène ; il existerait plusieurs gènes de vulnérabilité, même pour un seul type de troubles (telle la maladie bipolaire), ce qui expliquerait la non-réplication de certains résultats lors de l'étude de nouvelles populations. Pour d'autres, l'ensemble des troubles de l'humeur serait le résultat d'un même facteur génétique de vulnérabilité restant à découvrir, qui s'exprimerait de manière variable selon les individus. L'ignorance du modèle génétique susceptible d'expliquer les données connues rend particulièrement difficiles les recherches dans ce domaine. Une autre source de difficultés tient aux incertitudes concernant la pertinence des choix diagnostiques. Pour pouvoir rechercher le facteur de vulnérabilité génétique de la maladie maniaco-dépressive, encore faut-il connaître les limites de la maladie soumise à son influence. S'agit-il de la seule maladie bipolaire ? de la maladie bipolaire et de son « spectre » ? de l'ensemble des troubles uni- et bipolaires ? Faute de savoir répondre à cette question, le risque est d'élargir ou de réduire à l'excès le champ des troubles candidats. L'une et l'autre solutions peuvent produire des résultats négatifs, par confusion entre troubles liés et non liés à l'anomalie génétique dans le premier cas, par insuffisance de malades dans le second. En dépit du caractère très partiel des résultats obtenus, les chercheurs restent optimistes, et beaucoup pensent que, s'il existe, comme cela est vraisemblable, des gènes responsables de la maladie maniaco-dépressive, leur découverte se fera dans les dix ans à venir.

Ayant pris connaissance de la possible hérédité de cette maladie, Pierre en vint tout naturellement à poser la question d'une éventuelle descendance. Pouvait-il ou non « avoir des enfants » ?

Le docteur T... savait bien que le fait d'évoquer les facteurs génétiques de la maladie maniaco-dépressive allait immanquablement conduire Pierre vers une demande de conseil familial et, plus précisément, de conseil génétique. Que pouvait-il dire ou conseiller à son patient et à son épouse lorsqu'ils l'interrogeaient ainsi sur les risques courus par leur descendance, voire sur leur droit à procréer ?

La réponse que le docteur T... adoptait toujours dans ces cas était de nuancer son propos, du fait de l'absence de certitudes persistant dans ce domaine de connaissances, tout en se montrant somme toute rassurant.

« Le problème soulevé par la maladie maniaco-dépressive est en fait bien différent de celui de maladies telles que l'hémophilie, dont la transmission génétique de type mendélien permet de calculer le risque pour la descendance. Pour ce qui concerne la maladie maniaco-dépressive, ce risque ne peut être chiffré avec exactitude, mais demeure relativement faible dans la plupart des cas. On sait en effet que, parmi les parents du premier degré (enfants inclus) de sujets bipolaires, 6 à 7 % présenteront la même maladie, et 10 à 15 % une dépression unipolaire. Mais le risque varie considérablement selon les familles et peut se révéler bien plus élevé dans certaines. Un autre facteur qu'il convient de prendre en compte est celui de la gravité potentielle de la maladie. Celle-ci reste là encore largement imprévisible, même si la maladie semble d'autant plus sévère que la transmission familiale est forte : toutes les possibilités peuvent exister entre les extrêmes que sont les formes très évolutives, réfractaires au traitement, déstabilisant l'existence du sujet et susceptibles de conduire à une mort précoce par suicide, et les formes de moindre sévérité, bien contrôlées par le traitement et en définitive assez peu handicapantes pour le sujet.

« Ainsi, même si les progrès de la génétique moléculaire permettent un jour au médecin d'évaluer avec précision les risques pour la descendance (y compris dans un contexte de diagnostic prénatal) et d'émettre un conseil génétique au sens strict du terme, les connaissances actuelles doivent l'inviter à s'abstenir de tout dirigisme excessif. Son rôle consiste avant tout à

informer le patient, ce qui peut le conduire à relativiser les conséquences potentielles d'une transmission génétique pour l'enfant. Celle-ci est en effet souvent considérée comme un événement dramatique par les futurs parents qui en ressentent une culpabilité d'autant plus forte qu'eux-mêmes ont parfois eu à souffrir de la pathologie d'un de leurs parents. Après la naissance et au fur et à mesure que l'enfant approche de l'âge adulte, période au cours de laquelle se démasque habituellement le trouble bipolaire, les parents peuvent jouer un rôle de prévention non négligeable. Dès le premier accès, ils peuvent expliquer, si cela leur est possible, la nature des troubles auprès de leur enfant et veiller à ce qu'une intervention médicale puisse être mise en œuvre précocement. Une telle attitude exige une bonne information ; elle n'est envisageable que si le patient comme son conjoint présentent suffisamment de maturité et de recul vis-à-vis de la maladie pour pouvoir aborder la question sans inquiétude irraisonnée. »

Mais la question posée par Pierre allait au-delà du risque de transmission de la maladie à son enfant. Pierre s'interrogeait sur ses propres capacités à tenir son rôle éducatif.

Le docteur T... était bien incapable de répondre à cette question tant il est vrai que la réponse dépend de nombreux facteurs non prévisibles, comme la fréquence des accès et leur intensité. Il pouvait toutefois affirmer l'importance de la collaboration thérapeutique et de la soumission au traitement. Il savait bien que d'elle dépendait en grande partie le cours évolutif de la maladie. Il savait bien qu'avec une telle alliance il devenait possible de faciliter le traitement des accès par une autoreconnaissance rapide des premiers symptômes et, à long terme, de mieux maîtriser une évolution spontanément imprévisible en réduisant l'intensité et le nombre des accès.

Une telle collaboration est particulièrement impor-

tante dans certaines situations. Ainsi, lorsqu'une femme maniaco-dépressive envisage une grossesse, il convient de l'informer des implications thérapeutiques d'un tel projet qui consistent, par exemple, à devoir interrompre la lithiothérapie pendant les premiers mois de grossesse en raison des risques de malformations. Le risque de survenue d'un nouvel accès maniaque ou dépressif s'en trouve bien entendu accru, sans compter le fait que les mois qui suivent l'accouchement (le postpartum) représentent une période de vulnérabilité majeure pour de telles récidives. Une bonne alliance thérapeutique permet de reconnaître très vite une rechute de la maladie et, en introduisant très vite un traitement, de réduire au maximum les conséquences.

S'AGIT-IL D'UNE MALADIE « BIOLOGIQUE » ?
L'EFFICACITÉ DES THYMORÉGULATEURS

Cette question était importante pour Pierre. En effet, le recours aux médicaments ne se justifiait pour lui que s'il était possible d'affirmer le caractère réellement biologique de la maladie. Dans le cas contraire, il s'agissait alors d'une maladie strictement psychologique, et le seul traitement pertinent serait la psychothérapie.

Le fait que des troubles mentaux tels que la maladie maniaco-dépressive puissent être liés à des perturbations biologiques est attesté par l'existence d'accès maniaques ou dépressifs secondaires à une maladie organique ou à la prise de certains médicaments. L'efficacité curatrice des antidépresseurs dans la dépression, celle des régulateurs de l'humeur et des neuroleptiques dans la manie, comme l'efficacité préventive des régulateurs de l'humeur sur la survenue des accès aussi bien dépressifs que maniaques l'attestent encore plus sûrement.

Cependant, si de nombreuses recherches ont été et sont encore menées pour préciser les anomalies biologiques que présentent les patients pendant les accès, celles-ci restent décevantes. Malgré cette zone d'ombre, il est possible, de manière empirique, comme souvent en médecine, de confirmer l'efficacité des produits, d'en découvrir de nouveaux et d'accroître le nombre d'outils pharmacologiques nous permettant de lutter contre les troubles de l'humeur.

Les recherches menées en psychiatrie biologique rencontrent de très nombreux obstacles. Le premier tient à la complexité de l'encéphale qui est le support organique de la maladie : complexité architecturale due à la multiplicité des connexions établies par les neurones cérébraux, mais aussi complexité biochimique, la recherche découvrant sans cesse de nouveaux *récepteurs* et *neuromédiateurs* [1]. Une autre difficulté tient à l'inaccessibilité du cerveau, dont l'approche directe, pour des raisons éthiques évidentes, est interdite aux chercheurs.

À partir des années cinquante, la découverte des antidépresseurs a été le point de départ d'hypothèses étiopathogéniques, fondées sur le mécanisme d'action supposé de ces médicaments et impliquant divers neuromédiateurs du système nerveux central (catécholamines et sérotonine surtout). Faute d'un accès direct au cerveau, l'évaluation de l'activité de ces divers neuromédiateurs ne peut utiliser que des méthodes indirectes et très globales telles que le dosage dans le sang, les urines ou le liquide céphalo-rachidien (LCR) de la molécule elle-même ou de ses produits de dégradation.

D'après les hypothèses catécholaminergiques, la dépression serait provoquée par un déficit en norépinéphrine (plus

---

1. Les neuromédiateurs sont des molécules passant d'un premier neurone (présynaptique) à un second neurone (postsynaptique), sur lequel il se fixe par l'intermédiaire d'un récepteur, afin d'assurer ou de réguler la transmission nerveuse.

qu'en dopamine), la manie étant due à un excès de ce même neuromédiateur. De fait, de nombreux antidépresseurs ont pour effet d'accroître la concentration de la norépinéphrine au niveau des récepteurs postsynaptiques, tandis que plusieurs études ont retrouvé une diminution du MHPG (principal métabolite de la norépinéphrine cérébrale) chez le déprimé et une augmentation chez le maniaque.

L'hypothèse sérotoninergique s'appuie également sur de nombreux arguments. Certains antidépresseurs tels que la fluoxétine ou la fluvoxamine activent de façon relativement spécifique la neurotransmission sérotoninergique. Il existe par ailleurs une diminution des taux de 5-HIAA (catabolite de la sérotonine) dans le LCR de certains sujets déprimés. Ce sous-groupe de déprimés serait caractérisé par un risque accru de suicide impulsif et violent et de comportements agressifs. Cette observation a été corroborée par la mise en évidence d'une réduction des récepteurs sérotoninergiques 5-HT2 dans le cerveau de sujets décédés par suicide au cours d'une dépression.

Mais il existe également d'étroites relations entre systèmes *endocriniens* et troubles de l'humeur chez le déprimé. L'axe hypothalamo-hypophyso-surrénalien a été le plus exploré.

On a ainsi retrouvé chez le déprimé une hypersécrétion de cortisol ainsi qu'une modification des rythmes de sécrétion de cette hormone. D'autres explorations ont montré, chez le déprimé, l'existence d'une réduction de la sécrétion d'hormone de croissance (GH) induite par l'hypoglycémie insulinique ou par la clonidine, ainsi qu'une réduction de la sécrétion de la TSH sous l'effet de la TRH.

L'ensemble de ces anomalies endocriniennes traduit vraisemblablement un dysfonctionnement de l'hypothalamus, dont la régulation est largement contrôlée par les systèmes catécholaminergiques.

Sur le plan *neurophysiologique*, de nombreuses études ont porté sur l'analyse des électroencéphalogrammes (EEG) de sommeil. Le sommeil des déprimés est ainsi caractérisé par une réduction du sommeil lent (sommeil profond correspondant aux stades III et IV), par une réduction du temps d'apparition du sommeil paradoxal (période du sommeil au cours de laquelle surviennent les rêves) et par une augmentation de la densité de l'activité oculomotrice. Certains ont ainsi proposé d'utiliser la latence d'apparition du sommeil paradoxal comme test diagnostique pour la dépression.

Mais nombre d'anomalies endocriniennes et neurophysiologiques s'intègrent en fait dans le cadre de perturbations des *rythmes biologiques* contrôlés par les horloges internes. Dans la dépression, en dehors même des variations nycthémérales [1] de la symptomatologie, peut s'observer un raccourcissement de la période (avance de phase) des rythmes de la température corporelle, du sommeil paradoxal et du cortisol. Des modifications du rythme de sécrétion ont été rapportées pour de très nombreux autres hormones ou neuromédiateurs. Il existe également une réduction du pic de sécrétion de la mélatonine, hormone impliquée dans la synchronisation des horloges internes sous l'effet des synchroniseurs externes. Les anomalies constatées au niveau des hormones ou des neuromédiateurs pourraient ainsi n'être que la conséquence d'une perturbation des rythmes biologiques.

Ces perturbations biologiques ou chronobiologiques ont été étudiées dans l'ensemble des troubles dépressifs. Elles apparaissent généralement plus accusées dans les dépressions de type endogène, mélancolique ou psychotique. Peu d'entre elles sont spécifiques des dépressions de la maladie bipolaire. Soulignons cependant qu'une réduction du MHPG est plus fréquemment observée chez les déprimés bipolaires que chez les unipolaires, tandis que l'activité de la monoamine oxydase (ou MAO, enzyme de dégradation des neuromédiateurs) des déprimés bipolaires est inférieure à celle des unipolaires [2].

---

1. Période nycthémérale ou période de vingt-quatre heures.
2. Cette activité est mesurée dans les plaquettes sanguines, ce qui est un reflet supposé de l'activité MAO cérébrale.

Mais une autre question, plus récemment suggérée, est de savoir si les perturbations biologiques observées au cours des accès persistent en dehors d'eux comme stigmates d'une vulnérabilité permanente. Les recherches conduites dans cette perspective ont donné des résultats inconstants, et rien ne permet aujourd'hui d'affirmer qu'il existe un ou des marqueurs spécifiques et permanents des troubles de l'humeur.

Quelle que soit la réponse à cette question, l'efficacité des traitements médicamenteux, que leur visée soit le traitement des accès maniaques et dépressifs ou la prévention des récidives, est une preuve supplémentaire de la dimension biologique de cette maladie.

À ce moment de l'entretien, Pierre fit part au docteur T... de ses interrogations à l'égard du lithium. Introduit durant la dernière hospitalisation pour mieux réduire l'accès maniaque, ce traitement avait été régulièrement renouvelé par le docteur T..., et Pierre s'inquiétait de cette prolongation. Au fond de lui, il admettait mal d'avoir à le poursuivre sans limite de temps, craignant qu'il ne se transforme insidieusement en « traitement à vie » et ne vienne ainsi signifier ce à quoi il se refusait : le caractère chronique de sa maladie. Pour le docteur T..., il en était bien ainsi : le risque de récidive maniaque ou dépressive, commun à tous les maniaco-dépressifs, était d'autant plus à redouter chez Pierre que ce dernier avait déjà connu trois accès particulièrement sévères, que sa maladie avait débuté relativement tôt et que deux membres de sa proche famille avaient souffert de la même affection. L'indication d'un traitement préventif était indiscutable. Parmi les différentes possibilités, le lithium semblait le plus indiqué. Un effet thérapeutique s'observait dans 65 à 70 % des cas. Celui-ci pouvait toutefois nécessiter un délai de deux ans pour atteindre son optimum et se manifestait alors, soit par l'absence de toute récidive, soit par l'atténuation et l'espacement des accès. Le docteur T... savait que pour les maniaco-dépressifs, l'idée d'un traitement au très long cours est souvent difficile à admettre. Il leur faut en effet accepter l'idée d'être porteur d'un trouble psychiatrique, ce qui est socialement plus stigmatisant qu'une maladie physique. Il leur faut également accepter l'idée que le médicament n'est là que pour réduire une vulnérabilité à la maladie, c'est-à-dire un risque statistique, alors que tout individu est porté à croire à l'extinction du processus pathologique dans son cas personnel. Cette conviction est souvent renforcée par le fait que la conséquence d'une interruption des thymorégulateurs, c'est-à-dire la récidive, ne s'observe souvent que plusieurs mois après celle-ci. Cette période de latence renforce ainsi le patient dans son sentiment que l'arrêt du traitement était légitime, alors que la survenue tardive d'un nouvel accès est souvent difficile à relier à cette décision.

Convaincu de la nécessité d'informer Pierre aussi largement que possible sur sa lithiothérapie, le docteur T... entreprit d'en exposer les effets et les contraintes.

Décelé dès 1949, l'effet thérapeutique des sels de lithium sur les troubles de l'humeur n'a trouvé son application pratique qu'à partir des années 1970, avec la mise au point de techniques permettant le dosage en routine de leur concentration sanguine (lithiémie). Le lithium (Teralithe*, Neurolithium*) est en effet un produit dont l'efficacité nécessite le maintien d'une lithiémie comprise entre 0,5 et 0,8 mmol/l et qui peut s'avérer toxique au-delà de 1,2 mmol/l. Ces données imposent la pratique de dosages réguliers, fréquents lors de la mise sous traitement, puis réalisés tous les deux à six mois une fois celui-ci équilibré. Elles justifient également que les patients soient informés sur la nature des premiers signes de surdosage : tremblements, nausées, vomissements, diarrhée, faiblesse musculaire, vertiges...

Le lithium est indiqué dans toutes les formes de maladie maniaco-dépressive, de nombreux psychiatres considérant qu'il peut être introduit dès le premier épisode maniaque. Il ne peut toutefois être utilisé chez la femme enceinte, compte tenu des risques de malformation fœtale et chez la femme allaitante. De même, les régimes sans sels, comme certains médicaments (diurétiques, anti-inflammatoires non stéroïdiens...), ne peuvent lui être associés en raison des risques d'intoxication lithique.

La lithiothérapie nécessite une surveillance régulière des fonctions rénale (créatininémie) et thyroïdienne (TSH ultra-sensible) qui peuvent s'en trouver modifiées. Elle peut également s'accompagner d'effets indésirables : tremblements et troubles digestifs (surtout en début de traitement) ; augmentation de l'absorption d'eau et des émissions d'urine ; prise de poids et troubles de la sexualité, enfin, qui sont parmi les perturbations les plus difficiles à supporter par les patients.

Au-delà de ces inconvénients qui, faut-il le souligner, n'intéressent qu'une minorité de patients, le lithium a transformé l'existence d'un grand nombre de maniaco-dépressifs. Son efficacité nécessite deux à trois ans de traitement pour être valablement jugée. Au terme de ce délai une évaluation des avantages et inconvénients du traitement peut être réalisée, conduisant, soit à son interruption et à sa substitution par un autre thymorégulateur en cas d'échec, soit à sa poursuite sur une période de temps aussi prolongée que l'efficacité et la tolérance le permettront. L'efficacité du lithium se traduit par l'absence de récidives ou, du moins, par l'espacement des épisodes ainsi que par la réduction de leur intensité et de leur durée. Un autre effet positif du lithium consiste en l'amélioration de la qualité de l'humeur entre les accès chez les patients habituellement sub-dépressifs ou hyperthymiques durant ces périodes. L'impact de cet effet thymorégulateur sur la qualité de vie des patients et de leur entourage, ainsi que sur leur adaptation psychosociale est considérable et excède très largement les risques et contraintes du traitement. Un autre bénéfice, et non des moindres, a été mis en évidence par de récentes études. Il consiste en la réduction de la surmortalité des maniaco-dépressifs, que l'on sait être deux à trois fois supérieure à celle de la population générale. Cet effet du lithium est lié, mais de façon non exclusive, à la diminution de la mortalité par suicide et permet aux patients traités de retrouver une espérance de vie comparable à la moyenne de la population.

Dans un certain nombre de cas le lithium peut être contre-indiqué ou inefficace. Deux autres médicaments peuvent alors être proposés aux patients : il s'agit de la carbamazépine (Tégrétol*) et du valpromide (Dépamide*). Chacun d'eux possède ses propres règles d'utilisation, mais partage avec le lithium l'objectif d'une stabilisation de l'humeur.

LES FACTEURS PSYCHOLOGIQUES
JOUENT-ILS UN RÔLE DANS CETTE MALADIE
TENUE POUR BIOLOGIQUE ?

Pierre eut rapidement le sentiment que le docteur T... avait tendance à négliger les facteurs psychologiques qui, selon lui, intervenaient pourtant dans ses rechutes. La position « très médicale » du docteur T... l'irritait un peu. De même sa façon de considérer que le seul risque évolutif de cette maladie était la récurrence des accès en postulant qu'après l'accès les patients se retrouvaient « comme avant », « comme si rien ne s'était passé » lui apparaissait une vision trop simpliste. Bien sûr, la sanction thérapeutique devenait alors très aisée : la seule prescription de lithium dont l'efficacité, comme le disait le docteur T..., n'était plus à prouver. Bien sûr, cette façon de défendre résolument l'idée que la maladie maniaco-dépressive était un trouble exclusivement biologique, qu'un trai-

tement efficace existait pour en annuler l'expression clinique et que le cours normal de la vie avait des chances de reprendre pour ces patients sous lithium pouvait être plus facile à gérer non seulement pour le médecin mais aussi pour le patient. Pour le médecin, cette façon de réduire la maladie maniaco-dépressive à sa seule composante biologique et le traitement à la seule chimiothérapie pouvait constituer une preuve irréfutable tant en faveur de l'inclusion des troubles mentaux dans le champ de la médecine qu'en faveur de l'efficacité de cette discipline dans le traitement des troubles dont elle a la charge. Avec ce trouble, la psychiatrie avait ses succès, elle possédait désormais les arguments nécessaires à son inscription dans la médecine, elle avait les moyens de démystifier sa pratique et ne se privait pas de le faire. Tout cela paraissait logique à Pierre, mais ne correspondait pas à son propre vécu de la maladie, ni, il en était sûr, à celui de sa femme.

S'il pouvait admettre, au moins dans certains cas parmi les plus légers, de réduire la maladie maniaco-dépressive à ce qu'elle avait de plus médical, il savait aussi que cette façon de procéder ne convenait pas à son cas personnel et n'était pas conforme à sa manière de penser. Selon lui, une telle position conduisait la psychiatrie à ôter toute subjectivité aux patients dont elle avait la charge de manière plus radicale encore que ne le faisaient les autres médecins, qui connaissaient depuis longtemps la nécessité d'introduire dans la prise en charge des malades présentant un trouble chronique la gestion des facteurs psychologiques.

Pour le docteur T..., le discours de Pierre n'était ni plus ni moins qu'un procès d'intention. En effet, pour avoir suivi un grand nombre de patients maniaco-dépressifs et travaillé avec leur famille, il savait que, dans bien des cas, malgré l'efficacité indéniable du lithium, la maladie maniaco-dépressive restait une maladie chronique, sujette à des rechutes. Déjà la prise *permanente d'un traitement suffisait à la désigner comme telle. De plus, à l'évidence pour lui, les facteurs psychologiques étaient, à plus d'un titre, impliqués dans le cours évolutif de la maladie. La subtilité et la complexité des relations entre la biologie et la psychologie n'étaient d'ailleurs nulle part aussi apparentes que dans l'étude des liens entre facteurs psychologiques et maladie maniaco-dépressive.*

Pierre avait des idées sur les aspects de sa personnalité comme sur la nature des événements susceptibles de favoriser la survenue de nouveaux épisodes. Il voulut en avoir confirmation auprès du docteur T...

L'interrogation de Pierre touchait un domaine dont la complexité débordait largement les explications qu'il proposait. Le docteur T... tenta d'y répondre en la reprenant à travers une série de questions auxquelles il pensait pouvoir apporter quelques éléments de réponse.

De manière très pédagogique, il chercha à dégager les questions qui concernaient le difficile problème de l'articulation entre facteurs psychologiques et facteurs biologiques :

– La personnalité de Pierre avait-elle un lien avec la maladie dont il souffrait ? Certains de ces traits de caractère se retrouvaient-ils chez tous les maniaco-dépressifs suggérant un rapport entre ceux-ci et l'émergence de la maladie ? Y avait-il, en quelque sorte, des personnalités « prédisposées » à la maladie maniaco-dépressive, ou bien la maladie pouvait-elle toucher toutes les personnalités quelles que soient leurs caractéristiques ?

– Par ailleurs, la survenue des accès thymiques modifiait-elle la personnalité antérieure et, si oui, dans quel sens ? De même, les traitements administrés contre les troubles présentés agissaient-ils sur la personnalité ? À l'inverse, la personnalité influençait-elle le cours de la maladie ?

– Enfin, retrouvait-on toujours des événements de vie, avant le premier épisode, pouvant être tenus pour responsables du déclenchement de la maladie ? Quelle était la nature de ces événements ? Quel était le lien entre la personnalité et la difficulté à gérer tel ou tel événement de vie ?

Concernant les caractéristiques de personnalité communes aux patients présentant un trouble maniaco-dépressif, différentes études ont retrouvé des profils spécifiques de ces patients. En dehors des accès, ils ont été décrits comme des personnes oscillant sans cesse entre l'exaltation euphorique et l'apragmatisme dépressif. De nombreux auteurs ont souligné le caractère volontiers « naturel, sociable, généreux » en accord affectif étroit avec l'environnement des bipolaires. Dans des études plus approfondies, utilisant des tests de personnalité et évaluant en particulier certaines de ses dimensions, quelques différences ont été notées.

Le sujet bipolaire serait extraverti : il se présente comme plus impulsif et plus sociable que la moyenne. L'introversion, qui est le pôle opposé de l'extraversion, se définit soit par une introversion sociale avec évitement des contacts sociaux, soit par une introversion névrotique avec perte de l'estime de soi et manque de confiance dans ses compétences sociales.

L'analyse psychologique des besoins des bipolaires a révélé chez eux un besoin d'aider et de protéger les autres, mais aussi de dominer, de commander, de réussir et d'être remarqués. Par ailleurs, ils semblent moins sujets que les autres aux sentiments de culpabilité. Enfin, ils apparaissent volontiers comme très dépendants de leur entourage. Cette dépendance s'exprime de diverses façons. L'importance que ces patients accordent à l'approbation d'autrui, leur tendance à accepter ce que l'autre dit de lui et à moins faire confiance que la moyenne des gens à leurs propres évaluations et interprétations du monde extérieur les amènent à se comporter parfois de manière conformiste. Ils abandonnent alors leur propre originalité pour adopter des attitudes et des opinions stéréotypées, susceptibles d'être acceptées de tous.

La mise en évidence de ces caractéristiques de personnalité communes à de nombreux patients atteints de maladie maniaco-dépressive a fait supposer l'existence d'un lien entre celles-ci et la maladie elle-même.

Certaines de ces caractéristiques correspondent sans aucun doute à l'expression de la maladie elle-même, à une forme *a minima* du trouble. Un consensus s'est affirmé pour considérer la cyclothymie et l'hyperthymie, jusqu'alors tenue pour beaucoup pour une personnalité, comme appartenant déjà au spectre de la maladie maniaco-dépressive et pouvant ainsi justifier d'un traitement thymorégulateur, c'est-à-dire du même traitement biologique que la maladie elle-même. Ainsi, les oscillations de l'humeur de Pierre dès son plus jeune âge pouvaient, sans aucun doute, être mises sur le compte de la maladie, qui, à cette époque, ne se manifestait que sous cette forme atténuée.

Mais l'ensemble des traits de personnalité décrits chez les maniaco-dépressifs ne peut, sans extrapolation abusive, être mis sur le compte de la maladie. C'est pourquoi certains ont voulu y voir un aménagement de caractère faisant le lit de la maladie sans en être l'expression directe.

Cela revient à considérer que certaines caractéristiques de personnalité précèdent la survenue du premier accès et prédisposent l'individu qui les possède au développement de cette affection. Cette position est soutenue par la plupart des psychanalystes et a été récemment reprise par certains courants psychologiques dits « cognitifs ». Poussée à l'extrême, elle tend à s'opposer au principe d'une causalité biologique de la maladie maniaco-dépressive et à affirmer le déterminisme psychologique de ce trouble.

Pour les psychanalystes encore attachés à cette position, les troubles sont l'expression d'un aménagement pathologique de la vie intrapsychique du sujet, héritière de son histoire infantile, dont il faut révéler le sens avant de pouvoir s'en dégager. C'est à partir de la cure psychanalytique de patients maniaco-dépressifs qu'ont été élaborées les différentes théories psychodynamiques. Les mêmes origines sont attribuées à la manie et à la mélancolie. La conséquence de cette position est de tenir le traitement psychanalytique pour le seul susceptible de traiter réellement le sujet maniaco-dépressif, le seul capable de s'attaquer aux raisons « profondes » de la maladie, celles-ci étant supposées d'origine psychologique et non biologique. Bien que cette position soit aujourd'hui largement remise en cause, il est intéressant d'en décrire les développements, car les descriptions qui sont offertes des conflits intrapsychiques vécus par ces malades sont des guides à leur compréhension. En d'autres termes, si l'on ne peut plus considérer aujourd'hui que la maladie maniaco-dépressive est d'origine psychologique (les déterminants génétiques et biologiques de cette maladie sont bien établis), il est pourtant évident que la maladie influence l'aménagement intrapsychique des individus qui en sont atteints, accentue certains traits de caractère et induit l'émergence d'un type particulier de conflits que seule la psychanalyse permet de décrire et d'aborder.

Les principales théories se centrent sur le choix d'objet de type narcissique de ces patients, où l'amour d'autrui ne représente que l'aliment à une estime de soi précaire. « Lorsque l'idéal du moi manifeste sans ménagement sa condamnation du moi, le sujet est mélancolique ; lorsque moi et idéal du moi coïncident, c'est le triomphe maniaque. »

Cependant, il ne suffit pas d'expliquer ce que peuvent représenter la dépression d'une part et la manie d'autre part, il importe d'expliquer l'émergence du premier accès et les récurrences ultérieures. Pour certains, la position narcissique et avide adoptée par le sujet bipolaire dans sa relation à l'autre explique la nature de ces accès et trouve son origine dans un abandon effectif par la mère et/ou par le père. Là résiderait l'origine des fixations ultérieures, de la relation du sujet de type oral (besoin de dépendance et de chaleur) et de la maladie. L'équilibre apparent hors des accès s'expliquerait par un équilibre de type anal où l'objet est mis sous emprise. La perte de l'objet induit une perte de cet équilibre, le sujet fonctionne alors sur un mode oral. Dans la dépression, il y aurait introjection de l'objet mauvais qui a abandonné et que l'on voudrait tuer ; dans la manie, le sentiment de toute-puissance exprime le besoin de maîtriser les objets. Le caractère cyclique s'explique par la compulsion de « répétition ».

Pierre se saisit immédiatement de ces quelques données pour extrapoler à son vécu personnel et se rappeler qu'il avait vécu une telle revendication affective, toujours déçue, à l'égard de sa mère. Il sentait bien qu'il demandait désormais à sa femme « réparation » de ce dommage en s'installant avec elle dans une relation « de dépendance et de chaleur », selon les termes du docteur T... Par ailleurs, il reconnaissait dans sa « compulsion » au travail, dans son perfectionnisme et dans ses exigences parfois excessives à l'égard d'autrui les conduites d'emprise et de contrôle – l'appellation « anale » de ce comportement ne l'enthousiasmait pas – que décrivait le docteur T...

D'autres auteurs ont estimé que la psychogenèse de la maladie maniaco-dépressive relevait de mouvements de haine ou d'ambivalence, d'une perte de l'estime de soi, ou de carences affectives. Plus récemment, c'est en tant qu'avatar des personnalités narcissiques que le deuil pathologique a été étudié. Tout cela ne disait pas grand-chose à Pierre. Mais celui-ci n'était pas dans une relation psychothérapique lui permettant réellement d'aborder les déterminants inconscients de ses comportements. Son analyse ne portait que sur les seules données immédiatement accessibles à sa conscience.

Quelles que soient les particularités mises en avant par les différents auteurs, trois grandes conceptions étiopathogéniques se dégagent de leurs travaux. L'accent est ainsi mis tantôt sur la notion de culpabilité et sur le rôle du surmoi, tantôt sur la dimension narcissique (dénuée de culpabilité) et le rôle de l'idéal du moi, tantôt, enfin, sur la place de l'agressivité et la difficulté à la gérer. Il ne s'agirait pas d'un idéal du moi personnalisé mais plutôt d'une tentative d'imitation d'un parent mort idéalisé. L'influence délétère de cet idéal du moi mégalomaniaque, hérité des exigences parentales imputées par le sujet à ses parents, expliquerait les autoreproches. Dans tous les cas, il est question d'une identification à un parent ou à une instance parentale critique, exigeante et rarement satisfaite, le maniaco-dépressif posséderait à l'intérieur de lui un « tyran ».

Un des arguments importants allant contre l'idée que seuls certains caractères pourraient développer ce genre de maladie est issu d'études prospectives. Ces dernières consistent à suivre un ensemble de sujets au fil du temps (il s'agit souvent de sujets dits « à risque » car appartenant à l'entourage familial de malades souffrant d'un trouble de l'humeur). Elles ont pu constater que les individus qui devaient, durant l'étude, entrer dans une maladie bipolaire présentaient des personnalités très diverses avant la survenue du premier accès.

En revanche, les accès eux-mêmes peuvent modifier le profil de personnalité ou accentuer certains des traits de la personnalité de base. Il semble bien que ces modifications soient fonction du type de l'accès, dépressif ou maniaque. En effet, schématiquement, lorsque les accès sont maniaques, le sujet va adopter, en dehors même de l'accès, un style rappelant le fonctionnement connu durant l'accès. Au contraire, si le sujet traverse de manière prévalente des accès dépressifs, son fonctionnement en dehors des accès s'en trouvera modifié dans un sens très différent, voire opposé. Enfin, si le sujet oscille d'un type d'accès à l'autre, son fonctionnement associera des traits des deux types de fonctionnement.

Il ne faut cependant pas réduire la personnalité des bipolaires à l'influence des accès thymiques sur le sujet. En effet, chaque individu touché par cette maladie présente son style propre. De cette personnalité de base dépendent la façon dont l'individu gérera sa maladie et son traitement, comme sa capacité à s'inscrire dans une relation thérapeutique.

Les accès ont un impact psychologique variable mais d'autant plus important en règle générale que les accès sont plus nombreux et plus graves. Cet impact dépend en outre des réactions de l'entourage. Ainsi, le trouble thymique lui-même modifie la personnalité du bipolaire, directement et indirectement par le biais des conséquences socioprofessionnelles des accès. Les changements dans l'énergie ressentie, dans la capacité à assumer les relations interpersonnelles et dans l'estime de soi, liée aux fréquentes fluctuations de l'humeur, sont des causes de changements de la personnalité qui peuvent être réversibles ou non. C'est dire l'importance d'un traitement précoce, limitant les risques de modifications permanentes et stables.

Cependant, il faut souligner que les traitements du trouble, notamment le lithium, médicament dont la prescription se conçoit dans le long terme, peuvent affecter la personnalité du sujet. Si, dans la plupart des cas, ce produit permet d'assurer au sujet stabilité et confort, il peut induire des modifications dans le vécu quotidien à type d'indifférence, de malaise affectif, de plus grande passivité et une moindre réactivité à l'environnement. Cette conséquence, heureusement rare, n'est pas expliquée. Le lithium crée-t-il une personnalité anormalement stable ? La trop grande efficacité de ce produit sur les mouvements d'humeur, mais aussi sur l'impulsivité et le haut niveau d'activité qu'ils engendrent, conduit-elle à rendre difficilement acceptable pour le sujet le retour à sa personnalité de base, considérée alors comme « trop stable » ? S'agit-il au contraire de la persistance d'un trouble dépressif *a minima* insuffisamment contrôlé par le lithium ?

LES ÉTUDES DES ÉVÉNEMENTS DE VIE

La dernière question que soulève l'analyse des liens entre personnalité et maladie est celle de l'influence de la personnalité sur le cours évolutif de la maladie.

Cette influence est manifeste. Les facteurs de personnalité interviennent dans la réponse au traitement, notamment psychothérapique mais aussi chimiothérapique. La soumission au traitement dépend principalement de ces facteurs. En outre, d'eux dépend la manière d'intégrer la maladie et de faire face, mais aussi de créer un environnement de vie favorable réduisant le poids des événements de vie négatifs. Il semble bien, en effet, que le sujet peut lui-même favoriser la survenue de certaines des situations de vie qu'il rencontre et qui viennent en retour modifier le cours de sa maladie. Enfin, d'eux dépend aussi la possibilité de faire face à des situations de vie difficiles et de les assumer sans « rechuter ».

La capacité à faire face aux événements de vie, et donc la tolérance aux contraintes psychologiques, comme la réponse à la contrainte énorme que représentent la survenue d'un épisode thymique et la prise de conscience d'être atteint d'une maladie récurrente peuvent être fortement affectées par la personnalité de base.

Tout être humain possède en lui des ressources psychologiques lui permettant de s'adapter aux variations du milieu. L'adaptabilité de l'homme est considérable. Cependant, tout être humain possède aussi des zones de plus grande fragilité psychologique, c'est-à-dire des lieux de sa mémoire qui le prédisposent à de plus grandes faillites lorsqu'il est confronté à certaines situations spécifiques. Ainsi, les ressources face à la séparation, au deuil, à la souffrance, mais aussi face aux succès, à l'accès à des responsabilités sont différentes d'un sujet à l'autre. Ces différences sont sans doute liées à des différences d'histoire individuelle. La psychanalyse offre un moyen de décrire les déterminants inconscients à la base de nos conduites qui conduiront un individu à percevoir et à se comporter toujours de la même manière dans une situation donnée. Ces déterminants sont fortement liés au ressenti des expériences enfantines du sujet.

L'étude des facteurs déclenchants doit à ce titre tenir compte de la valeur symbolique de l'événement pour ce sujet donné, car, plus que l'événement lui-même, c'est la valeur symbolique que le sujet lui accorde qui permettra de comprendre pourquoi, pour lui, cet événement représente réellement une contrainte psychologique. En somme, les situations de vie fonctionnent à la manière de contraintes psychologiques que l'appareil psychique tente d'intégrer pour préserver son intégrité et qui, dépassant ses capacités d'élaboration, viennent menacer non seulement son équilibre psychologique, mais également son équilibre somatique, dont les points de vulnérabilité sont variables selon les individus. C'est le passage d'un état psychologique réversible, où l'abord psychologique reste le seul pertinent, à un état biologique, stable et irréversible par la seule approche psychologique, imposant un traitement médicamenteux.

Ces données montrent l'importance que peut avoir, pour un psychiatre, la connaissance psychologique de son malade. En effet, cette connaissance lui permet au mieux d'anticiper les réactions de celui-ci face à une situation donnée, d'en mesurer la portée symbolique et donc la contrainte psychologique qu'elle pourra exercer sur lui et ainsi d'apprécier la nécessité d'une aide psychologique pour lui permettre de mieux gérer cette situation avant que ne s'installe une réponse anormale, dépressive ou maniaque, signe de l'échec de ce travail psychologique.

La maladie elle-même constitue un événement de vie. Elle implique donc les capacités d'élaboration psychique et les ressources de l'individu, et lui impose un réaménagement psychique. L'impact des accès sur l'entourage du malade qui à son tour va influencer le comportement quotidien du bipolaire est un autre élément important. Cette constatation dans tous les cas impose de savoir prendre en compte, dans la prise en charge du malade, la dimension psychologique individuelle et familiale.

La prise en compte de ces événements de vie modifie la manière de considérer la maladie maniaco-dépressive. Plutôt que de la réduire à sa seule dimension endogène (participation biologique aux troubles), il faudrait tenir compte des facteurs psychologiques qui interviennent tant au niveau de déclenchement du trouble que dans la survenue des accès ultérieurs.

Traditionnellement, l'influence des événements de vie sur le déclenchement des accès thymiques de la psychose maniaco-dépressive a toujours été considérée comme négligeable en regard de l'importance des facteurs endogènes expliquant leur survenue. De nombreuses études sont toutefois venues remettre en cause cette donnée et montrer l'importance des facteurs déclenchants, aussi bien pour la dépression que pour la manie. De nombreux événements de vie peuvent être tenus pour potentiellement « déclenchants ». La perte, la séparation, sont les facteurs les plus fréquemment retrouvés. Mais des facteurs supposés positifs, comme une promotion, peuvent également induire un épisode pathologique. Le sentiment du sujet de « ne pas être à la hauteur » pourrait expliquer le caractère « contraignant » d'un tel événement.

Pierre avait lui aussi obtenu une promotion juste avant son accès maniaque. Le décès de sa mère, survenu un an et demi avant sa dépression, avait sans doute contribué au déclenchement de celle-ci, mais aussi rendu plus difficile la gestion du « succès » que représentait pour Pierre sa récente promotion. Mais il ne s'agissait là que d'hypothèses. Les liens entre ces événements et la rechute ne pouvaient être réellement abordés que dans le cadre d'un travail psychothéra-

pique. Pourtant, les explications « de sens commun » qui pouvaient déjà offrir un semblant de raisons aux comportements de Pierre le rassuraient et lui permettaient, en comprenant mieux les liens existant entre sa vie et « sa » maladie, de l'accepter plus facilement.

Enfin, la relation du couple a un statut particulier par l'importance que les auteurs lui confèrent. Le statut marital (être marié, célibataire ou divorcé) n'est pas seul en cause, et il serait plus juste de parler d'entente conjugale pour évoquer l'influence de ce facteur sur le cours évolutif de la maladie. De nombreuses études viennent confirmer le poids de ce facteur conjugal dans le déclenchement et l'évolution des accès dépressifs, ainsi que sur la fréquence des rechutes. Par ailleurs, différents auteurs ont souligné certaines particularités de la dynamique du couple du bipolaire et le rôle des attitudes du conjoint dans le déclenchement des accès maniaques. On verra d'ailleurs au prochain chapitre comment le suivi de Pierre témoigne de l'importance de ce facteur.

Depuis plus de vingt ans, les études sur les événements de vie ont bénéficié de la mise au point d'instruments de recueil et de mesure permettant une évaluation plus précise de leur impact. Cette évaluation est rendue difficile par le caractère fondamentalement subjectif d'un événement de vie. Certaines méthodes fondent l'évaluation de cet impact sur un consensus d'experts, ceux-ci prenant en compte le contexte psychosocial du patient, sans avoir connaissance des troubles présentés. Les événements de vie recensés portent sur différents champs de la vie du sujet : travail, santé, vie conjugale, budget, logement... Pour chacun d'eux, la désirabilité de l'événement, son impact sur un sujet donné, fonction de la perception que peut en avoir le patient, l'effort d'adaptation qu'il impose et son caractère plus ou moins contrôlable par le sujet sont évalués.

Les événements les plus fréquemment signalés sont des

expériences de perte au sens large du terme : perte ou éloignement d'un être cher, d'un objet, d'un animal, d'une fonction – par exemple, mise à la retraite –, d'un organe – par exemple, chez la femme, ablation de l'utérus, rupture réelle ou imaginaire d'un lien affectif. On estime que près de 10 % des séparations douloureuses sont à l'origine d'une dépression. Beaucoup d'autres événements constituent des facteurs de risque : conflits professionnels ou personnels en particulier et, nous le reverrons, mésentente conjugale. Paradoxalement, des situations considérées comme « désirables » peuvent induire un trouble thymique, comme, par exemple, l'obtention d'une promotion. À l'inverse, certaines conditions de vie pourraient constituer des facteurs de protection contre le risque dépressogène : ce peut être la qualité du milieu familial, l'importance des loisirs, l'existence d'un réseau amical de bonne qualité. Au contraire, l'isolement constitue un facteur de risque. Les sujets jeunes, enfin, semblent plus exposés à des événements de vie stressants que les sujets plus âgés.

Appliquée aux états dépressifs, cette méthode a confirmé la plus grande fréquence des événements de vie (trois fois plus), dans les six mois précédant les troubles, chez les patients déprimés par rapport à des sujets de la population générale et un risque six fois plus grand de dépression chez un sujet exposé à un événement stressant par rapport à un sujet non exposé.

Cependant, les événements de vie ne constituent pas un facteur spécifique de dépression, et ils peuvent également précipiter de nombreuses pathologies mentales, épisodes maniaques inclus. Différentes données de la littérature le confirment et montrent que la fréquence des événements de vie précédant l'apparition d'un épisode maniaque est comparable à celle qui préside à un épisode dépressif.

Les événements de vie jouent un rôle non seulement dans l'apparition d'un premier épisode dépressif, mais aussi sur le risque de rechutes ultérieures, qu'elles soient maniaques ou dépressives. Cependant, il semble que le pourcentage de patients dont l'épisode avait été précédé par un événement majeur tend à décroître au fur et à mesure qu'augmente le nombre d'accès antérieurs laissant supposer que la maladie s'autonomise au fil des épisodes ou que le sujet devient progressivement plus sensible à l'impact des événements. Dans cette dernière hypothèse, la « sensibilisation » pourrait être liée à la répétition des épisodes eux-mêmes, ainsi qu'au stress et aux événements de vie qui le génèrent.

Si cette position est acceptée, le problème est alors d'expliquer pourquoi, face à certains événements, le sujet développera un épisode maniaque plutôt que dépressif. Il ne semble pas que cela dépende de la nature de l'événement déclenchant.

À côté de la manière de concevoir l'articulation des facteurs biologiques et événementiels, les modèles de vulnérabilité posent le problème de l'articulation et du poids des différents événements dans la survenue de l'épisode thymique. Les auteurs y répondent de différentes manières.

Classiquement, les facteurs favorisants (appelés aussi facteurs de vulnérabilité ou facteurs prédisposants) se distinguent des facteurs déclenchants (ou facteurs précipitants) que sont les événements de vie. Parmi les facteurs de vulnérabilité, l'effet dépressogène de pertes parentales précoces, initialement postulées, a été remis en cause par des études plus récentes ne retrouvant pas de différences dans l'incidence de ces pertes entre maniaco-dépressifs et sujets témoins.

D'après certains modèles de vulnérabilité, l'effet dépressogène des facteurs précipitants se trouve accru en présence de facteurs de vulnérabilité : ces derniers n'ont par eux-mêmes que peu d'effet dépressogène, tandis qu'en leur absence les facteurs précipitants n'ont qu'un effet faible ou modéré. À ces modèles s'opposent les modèles additifs, selon lesquels l'effet des facteurs de vulnérabilité et celui des facteurs précipitants s'additionneraient à part égale pour favoriser l'émergence du trouble thymique.

IV

LES ALÉAS DU SUIVI DE PIERRE
ET L'ÉMERGENCE
D'UNE ALLIANCE THÉRAPEUTIQUE

Chapitre 9

Le couple du patient maniaco-dépressif

LA RECHUTE DE PIERRE :
SON COUPLE MIS EN QUESTION

La première permission de Pierre ainsi que les suivantes, accordées à titre d'essai, s'étaient déroulées sans problèmes. La sortie fut prévue pour le lendemain. Pierre ne se déprimait pas, son humeur restait stable et il n'était pas inquiet des conséquences de cet accès sur son entourage. Il s'était remis à la musique, anticipait sans crainte sa reprise de travail.

Il était important d'assurer à Pierre un retour dans son foyer dans les meilleures conditions. Il avait été dit, devant tous, que son intégrité était retrouvée, afin d'éviter les risques qu'il courrait de se voir déposséder de ses responsabilités et réduit à un statut d'enfant malade que, peut-être inconsciemment, certains pouvaient vouloir lui faire jouer, lui-même pouvant être attiré par ce rôle protégé et régressif qui pouvait le mettre à l'abri des exigences de la vie.

Pour anticiper les problèmes qui pourraient se poser au retour au domicile, il importait de tester le fonctionnement du système familial et sa réponse à

163

cette nouvelle crise. Incontestablement, sa femme, très attachée à lui, semblait désirer accroître la dépendance de Pierre à son égard, afin de s'assurer de sa fidélité. Très atteinte par les conséquences de son accès antérieur, de son infidélité, elle vivait dans la crainte d'une séparation.

Pierre tenait à l'écart ses parents. Ceux-ci n'intervenaient que dans les « coups durs », en adoptant toujours la même position de soutien par rapport à leur fils, au risque de disqualifier sa femme.

Pierre quitta donc le service. Il allait bien. Il venait consulter le docteur T... tous les mois. Sa soumission au traitement était parfaite. Il ne prenait plus que du lithium. Toutefois, il parlait difficilement de ses épisodes antérieurs, cherchant davantage à tourner la page qu'à se positionner clairement face à sa maladie.

Le mois de mai arrivait. Le docteur T... savait que les deux précédents épisodes maniaques avaient débuté à cette période de l'année. Il lui proposa de le voir plus souvent. Cette inquiétude eut pour effet d'agacer Pierre. Il était maintenant sous lithium, et, comme son médecin le lui avait dit, cette contrainte ne se justifiait que par la protection qu'assurait ce traitement : à ce prix, il la voulait totale.

Cependant, la fonction préventive de ce traitement demande plusieurs mois pour être à son niveau optimal. Bien que protégés dès les premiers mois de traitement, les patients ne peuvent en attendre la pleine efficacité qu'après un à trois ans de prise régulière. Pierre n'était sous traitement que depuis huit mois. Il restait vulnérable. Le docteur T... le savait, le lui avait dit, mais il ne voulait rien entendre. Malgré son inquiétude, le médecin décida de n'en rien dire à sa femme. Déjà inquiète, elle n'aurait pas manqué d'accroître une surveillance dont les excès pouvaient contribuer à précipiter la rechute.

Un coup de téléphone affolé de sa femme, dix jours

avant sa consultation, alerta le docteur T... sur l'état de Pierre. Elle le disait très énervé, agressif à son égard, trop actif, sortant beaucoup, élaborant des projets inadaptés à leur condition et contraires à ceux précédemment établis en commun, rejetant violemment les réserves qu'elle y mettait, la traitant de timorée et lui tenant de grands discours sur la brièveté de la vie et la nécessité d'en profiter. Elle ne voulait pas revivre une nouvelle période d'excitation, menaçant de le quitter s'il devait retomber malade.

L'avait-elle alerté contre une rechute ? Oui, mais il le niait, lui reprochant de vouloir faire de lui un malade et de profiter de ses troubles anciens pour s'assurer de son emprise. Il prenait son lithium et cela suffisait à garantir sa bonne santé mentale.

Le docteur T... savait que toute intervention prématurée de sa part ne manquerait pas de faire de lui l'allié de sa femme, un « second geôlier ». Cela, indéniablement, nuirait à la qualité de sa relation et mettrait en péril la confiance qui s'était récemment instaurée entre eux. À l'inverse, laisser s'installer un état d'excitation dont on connaissait les possibilités d'aggravation rapide était un risque qu'il ne pouvait pas faire courir à Pierre. Il décida donc de le contacter pour lui faire part de l'inquiétude de sa femme et de la nécessité, pour dédramatiser la situation, de le voir et de faire avec lui le point sur son état. Il n'accepta de venir qu'avec sa femme, afin que le docteur T... puisse constater la stabilité de son humeur et devant elle l'affirmer.

Dès le lendemain de cet entretien téléphonique, le docteur T... les recevait tous les deux. Pierre demanda à le voir d'abord. Il se présentait conforme à sa récente habitude : très retenu, parlant peu, niant qu'il eût de nouveaux projets et assurant le médecin de la bonne qualité de son sommeil. Son discours était posé, ses mouvements apparaissaient très ajustés. Rien de ce qu'il montrait ne laissait supposer qu'il entrait dans une période d'excitation. Pour expliquer l'inquiétude de sa femme, il informait le docteur T... de sa rencontre avec une jeune femme, lors d'une soirée chez des amis, sur qui il avait fait, semble-t-il, forte impression. Sa femme avait bien remarqué le petit jeu de séduction de cette jeune femme et craignait une nouvelle infidélité. Elle tentait de se rassurer en imaginant que cette rencontre s'inscrivait dans le cadre d'une rechute et que, dans son état normal, jamais son mari n'y aurait été sensible. La façon dont Pierre rendait compte de la situation explosive de son couple apparaissait très pertinente. Il est fréquent, en effet, de constater, chez le conjoint, un recours à la maladie pour s'éviter une confrontation avec des conflits conjugaux. La maladie risque alors de faire office de « réservoir aux conflits », ceux-ci n'étant jamais attribués au partenaire qui peut ainsi garder sa fonction de conjoint idéal... si la maladie n'existait pas. Cet aménagement place la maladie comme tiers indispensable à l'équilibre du couple et, lui accordant une telle place, contribue à son renforcement.

Après avoir vu Pierre, la situation apparaissait clairement au docteur T... Le problème était moins dans le risque d'une rechute que dans la situation conflictuelle avec sa femme. En toute honnêteté, il lui était agréable de penser que l'alliance qu'il avait eu tant de peine à nouer avec Pierre n'allait pas être remise en cause et qu'ils allaient pouvoir recentrer ensemble le problème au niveau de lui-même et non sur la maladie.

Le docteur T... proposa donc de rencontrer son épouse en sa présence, afin de la rassurer. Il comptait aussi profiter de cette situation pour aborder avec elle les problèmes conjugaux en lui signifiant le caractère très banal de leurs difficultés et la nécessité de les résoudre sans faire appel à la maladie.

L'influence des difficultés conjugales dans la survenue et le cours évolutif des troubles thymiques mérite une mention particulière. Le conjoint du dysthymique est un élément essentiel dont doit tenir compte tout projet thérapeutique. Il est impliqué dans tous les moments de l'évolution et intervient, incontestablement, dans le pronostic de la maladie.

L'influence de la dynamique du couple sur le déclenchement et l'évolution du trouble thymique peut être abordée à deux niveaux : le premier concerne l'influence du statut marital sur la survenue du trouble (la majorité des études porte sur l'induction d'un état dépressif mais nous semble pouvoir tout aussi bien concerner le trouble maniaque) ; le second traite de l'importance de la relation conjugale sur l'évolution des accès et sur le risque de rechutes. Ce dernier point conduit également à s'interroger sur les répercussions du trouble thymique dans le domaine de la dynamique du couple.

INFLUENCE DE L'ENTENTE CONJUGALE
SUR LA SURVENUE D'UN ÉTAT DÉPRESSIF

Le mariage peut, selon la qualité de l'entente conjugale et le sexe (les hommes se comportant différemment des femmes par rapport au statut marital), constituer un facteur de protection contre le risque dépressif ou, au contraire, un facteur dépressogène.

Ainsi, le mariage aurait un effet globalement protecteur vis-à-vis de la dépression. Cet effet serait particulièrement marqué chez l'homme puisque certaines études ont mis en évidence un taux plus grand de dépression chez les femmes mariées que chez les célibataires. Cependant, l'effet protecteur du mariage est fonction de la qualité de l'entente conjugale. En effet, la mésentente conjugale, pour la plupart des auteurs, constitue un facteur de risque dépressif. Ainsi, la constatation de l'infidélité du conjoint réalise une perte « symbolique » (perte d'une représentation très investie) dont l'impact dépressogène semble majeur. Par ailleurs, l'absence de relation de confiance et de soutien avec un époux ou un ami représente un important facteur de vulnérabilité dépressive. Cependant, là encore, l'impact de la mésentente conjugale se révèle différent chez les hommes et chez les femmes. Celles-ci paraissent en effet plus sensibles que les hommes à la qualité de l'entente conjugale.

Postuler l'influence d'une mésentente conjugale sur l'incidence du risque dépressif, c'est postuler une relation de causalité entre les dysfonctionnements du couple et la dépression. Celle-ci est cependant difficile à admettre. En effet, différents facteurs semblent intervenir conjointement, et l'influence de la seule pathologie du couple sur la dépression est souvent difficile à déterminer. Il est donc important de pouvoir faire, pour un patient donné, un bilan des facteurs de risque et de protection vis-à-vis de la dépression : existence de relations intimes ou d'un confident, importance du réseau social dans lequel s'inscrit le malade, implication du sujet dans des activités collectives, statut socioculturel et économique, association de maladies organiques... La nature des liens unissant ces différents facteurs et ces facteurs à la dépression reste l'objet de discussion.

Une des questions toujours évoquée devant l'association d'une pathologie de couple et d'une dépression est celle de l'antériorité de l'une par rapport à l'autre. Est-ce la dépression qui provoque l'altération du climat conjugal ou les difficultés du couple qui conduisent à une dépression ? Des arguments peuvent être apportés à ces deux points de vue et il est probable que les deux cas de figure peuvent se rencontrer. L'existence de difficultés conjugales influence, à l'évidence, le risque dépressif, nous l'avons dit. 70 % des patients déprimés rapportent dans le couple des difficultés antérieures à l'émergence des premiers signes dépressifs. Les difficultés du couple peuvent être mises sur le compte de différents facteurs parmi lesquels : la situation sociale et financière du couple, la disponibilité d'un support social, la capacité à gérer des crises, notamment des épisodes dépressifs, mais aussi et surtout la personnalité du futur déprimé et celle de son conjoint.

Il faut ainsi rappeler que les déprimés ont tendance, plus que d'autres catégories de malades, à réaliser des « unions assorties » (de l'anglais *assortative mating*), c'est-à-dire à s'unir à des conjoints ayant eux-mêmes des antécédents psychiatriques familiaux de troubles thymiques (et dont le risque de dépression est plus grand que celui de la population générale). De telles unions semblent favoriser les mésententes conjugales puisque le taux de divorces, lors de ces associations, est plus important que pour des couples où un seul des deux protagonistes est déprimé. Une des interprétations possibles de ces « unions assorties » serait que le sujet recherche un conjoint correspondant aux imagos parentales de type dépressif intériorisées dans son jeune âge.

Il existe une grande hétérogénéité dans les profils de personnalité des patients et de leurs conjoints. Ainsi, chez les patients déprimés, des troubles de la personnalité de type varié ont été relevés. Cette comorbidité a des effets délétères sur le fonctionnement du couple. Il est de ce fait difficile de dire si le dysfonctionnement du couple lui-même est le facteur prédisposant à la dépression ou s'il n'est qu'un épiphénomène fortement associé à un sous-groupe donné de déprimés porteurs d'un trouble de la personnalité. La connaissance des liens entre mésentente conjugale et risque dépressif impose, devant tout patient déprimé, d'évaluer la qualité de fonctionnement de son couple et de proposer une prise en charge du couple en difficulté.

IMPACT DE L'ÉTAT THYMIQUE SUR L'ENTENTE CONJUGALE : INFLUENCE DE LA MÉSENTENTE CONJUGALE SUR LE RISQUE DE RECHUTES

Le conjoint face à l'état dépressif

De nombreuses études ont tenté de dégager les comportements les plus fréquemment relevés et les plus mal vécus par la famille du déprimé. Trois grands types de comportement sont ainsi régulièrement identifiés : les attitudes de retrait (l'apragmatisme et le fait de ne plus prendre de décisions, le manque d'intérêt pour la vie sociale, une réticence, voire une méfiance dans les communications qui deviennent pauvres et dévitalisées), les comportements agressifs (le manque de chaleur et l'irritabilité, l'aversion pour autrui) et les attitudes de revendication affective (attitudes de dépendance, demandes affectives incessantes et attitude autocentrée). Ces comportements entraînent régulièrement de grandes difficultés de communication et des tensions importantes au sein du couple. Le facteur essentiel de dégradation du climat familial semble être la difficulté de l'entourage à voir la marque d'une maladie dans ces conduites qui sont plus habituellement mises sur le compte d'un trait de caractère. La réserve du déprimé est perçue comme de l'égoïsme et de l'indifférence. On lui reproche de ne plus vouloir « s'assumer », de ne plus prendre ses responsabilités, de revendiquer l'attention des autres sans tenir compte de leurs désirs, bref, de ne penser qu'à lui. Pourtant ce repli n'exprime, bien souvent, que la conviction de ne plus être « à la hauteur » : le malade se retire d'un monde sur lequel il ne peut plus agir ; les condamnations de l'entourage viennent renforcer ses propres sentiments d'incapacité.

L'agressivité du déprimé entraîne inévitablement celle de son entourage, tant il est difficile d'y voir autre chose qu'une violence de caractère. Elle témoigne le plus souvent d'une irritation contre un monde dont le patient se sent exclu, contre ceux qui « vont bien » et ne comprennent pas son désarroi, d'un désir de se cacher en protégeant agressivement sa retraite, ou de répondre aux critiques de l'entourage, perçu comme plus ou moins hostile. La revendication affective du déprimé témoigne de la nécessité de se faire rassurer quant à l'amour qu'on lui porte et dont il se sent d'autant plus indigne qu'il ne parvient pas à apporter lui-même des preuves d'affection.

L'irritation de l'entourage est encore renforcée par son impuissance à sortir le déprimé de son état. Il est bien évident qu'une telle situation a pour corollaire inévitable la détérioration du climat familial ; or la dégradation affective constitue un facteur d'entretien et d'aggravation de la dépression. En effet, des études ont montré que l'existence d'une mauvaise réponse de la part du conjoint s'accompagnait d'un délai plus grand dans l'amélioration. La mésentente conjugale est un facteur de chronicisation du trouble.

La capacité du conjoint à faire face à la dépression de son partenaire est fonction de ce que Keitner appelle sa compétence, elle-même fonction de différents facteurs. Cet auteur propose un modèle de vulnérabilité à la dépression en se questionnant sur la nature du lien unissant mésentente familiale et dépression. Il souligne qu'il n'y a aucune raison de postuler un lien linéaire entre dépression et fonctionnement familial. Il postule l'existence d'un pattern d'interaction de renforcement négatif mutuel entre la vulnérabilité du patient et la compétence de la famille à répondre à la dépression. Pour diverses raisons, certains patients seraient vulnérables à la dépression (facteurs génétiques, pertes parentales précoces, maladies associées, facteurs de personnalité, conditions de vie défavorables, mauvaise qualité de l'entente du couple). D'un autre côté, la famille possède une compétence variable, c'est-à-dire une capacité plus ou moins grande à faire face à la dépression d'un de ses membres. Cette compétence est influencée par une grande variété de facteurs, incluant la situation sociale et financière, la composition du groupe familial, la présence ou l'absence de supports externes à la famille, la présence ou l'absence d'autres troubles psychiatriques ou de maladies somatiques parmi les membres du groupe, les événements de vie actuels, le fonctionnement prémorbide du système familial et en particulier l'existence d'une union « assortie » qui semble réduire la capacité du conjoint à faire face à la dépression de son partenaire. En accord avec ce modèle, un patient vulnérable peut développer un épisode dépressif. Cet épisode peut avoir été causé par une grande variété d'événements, notamment un dysfonctionnement familial. La famille est maintenant en position d'avoir à répondre à la maladie dépressive. Si la réponse est bien ajustée, témoignant de la compétence de l'entourage à réagir efficacement, certaines de ces dépressions « situationnelles » peuvent s'améliorer rapidement (en l'absence d'autres facteurs de maintien, faudrait-il rajouter). Au contraire, si la famille est incapable de répondre adéquatement à la dépression du fait de ses propres difficultés, le risque de chronicisation ou de rechutes à plus long terme est important. Ces rechutes vont encore accroître la difficulté de la famille à faire face, induisant ainsi un cercle vicieux. La vulnérabilité du patient et la compétence de la famille peuvent être vues comme se renforçant mutuellement. Sur le plan thérapeutique, il est important de pouvoir agir aussi bien sur la vulnérabilité du patient (psychothérapie individuelle et pharmacothérapie) que sur le niveau de compétence de la famille (différentes techniques d'interventions familiales sont disponibles).

La mésentente conjugale comme facteur
de rechute d'un état dépressif

La question pourrait être formulée de la façon suivante : qu'est-ce qui, dans la réponse de l'entourage, influence les rechutes ?

Les déprimés soumis à l'expression d'intenses émotions négatives, comme la critique ou l'hostilité, auraient trois fois plus de risques de rechuter dans les neuf mois suivant l'épisode que les patients dont l'entourage a un bas niveau d'expression émotionnelle. Selon une étude récente, 59 % des patients dont le conjoint possède un haut niveau d'expression émotionnelle rechutent dans une période de neuf mois suivant l'épisode, alors que les patients vivant avec des conjoints à bas niveau d'expression émotionnelle ne rechutent pas dans ce même délai. Le meilleur prédicteur de rechute semble être la perception par le déprimé de l'importance de l'attitude critique de son conjoint. Plus que l'observation du clinicien, c'est la perception subjective, par le patient déprimé lui-même, de l'importance de cette attitude critique de son conjoint qui serait prédictive du risque de rechute. Ces résultats suggèrent clairement qu'une façon simple d'identifier les patients à risque de rechute est de leur demander s'ils ressentent, et comment ils ressentent, l'attitude critique de leur conjoint.

Le conjoint face à l'état maniaque

Face à un état maniaque, les réponses du conjoint sont variables et instaurent une relation de couple à la dynamique très particulière que l'on peut parfois qualifier de pathologique sur un certain nombre d'arguments. Classiquement, le conjoint est censé « réagir » au comportement maniaque. En réalité, il est fréquent d'observer que cette « réaction » anticipe l'accès et influence la rechute. Cette réaction du conjoint et ses conséquences sur la dynamique du couple s'observent habituellement après plusieurs accès (trois en moyenne d'après les auteurs). En fait, ces répercussions peuvent s'observer dès le premier accès, pour peu que la nature de l'épisode maniaque et la personnalité du conjoint les favorisent. La réaction du conjoint constitue schématiquement une réponse aux attaques que le comportement maniaque réalise à son égard.

Le « jeu » maniaque comporte cinq grands types d'actions : la manipulation de l'estime d'autrui, la mise en cause de la vulnérabilité chez autrui, le rejet de toute responsabilité sur l'autre, le jeu avec les limites qui sont sans cesse testées et la mise en accusation du fonctionnement familial. L'accès maniaque constitue donc une attaque narcissique contre le conjoint auquel est déniée toute valeur et auquel le bipolaire fait jouer, notamment par rapport au monde extérieur, le mauvais rôle de parent tyrannique et rigide. L'accès maniaque apparaît en outre comme une négation de tout besoin de dépendance et, à ce titre, constitue un réel danger pour la dynamique d'un couple qui, comme nous le verrons, s'organise largement autour d'une dépendance mutuelle. En outre, comme dans la dépression, le conjoint a du mal à voir dans le comportement « euphorique » du bipolaire la marque de la maladie.

Face à cette blessure, deux types de « réactions » chez le conjoint ont été décrites dans la littérature : la passivité ou le contrôle.

Les conjoints passifs opposent un « ne pas bouger » aux mouvements incessants du bipolaire. Cette passivité apparente (masquant une forte agressivité à l'égard de tout mouvement du patient) tend à produire une escalade des abus à l'égard de ce conjoint qui ne fixe pas de limites et à précipiter l'accès maniaque devant son absence de répondant.

Les conjoints dits contrôleurs ont, au contraire, tendance à empêcher tout mouvement chez le bipolaire. En somme, ils exercent un contrôle permanent sur le moindre excès d'énergie du bipolaire et agissent, comme le souligne Humiston, comme une sorte d'emballage plastique de règles raisonnables, étouffantes et dépressogènes dont le bipolaire se dégage par l'accès maniaque.

Ainsi, la réaction du conjoint influence le cours évolutif du trouble thymique. À plus long terme, et en dehors même des accès, la dynamique du couple s'en trouve modifiée.

La dynamique du couple du bipolaire

Une des études les plus approfondies des particularités des rapports du couple de bipolaire a été réalisée à l'aide d'un procédé pictural original consistant à faire dessiner à chacun des membres du couple la représentation qu'il se faisait de lui-même et de la relation conjugale.

Un profil transactionnel commun aux couples étudiés pouvait être dégagé, marqué par de forts besoins de dépendance affective, à la fois chez le patient et chez son conjoint, associés au souhait chez chacun que l'autre soit fort, une domination exercée par le patient sur son conjoint qui manifestait une plus grande passivité et un sentiment plus fort d'intimité chez le patient que chez son conjoint.

Des attitudes de dépendance chez le bipolaire ont été reconnues de longue date. Les femmes bipolaires jeunes manifestent plus de dépendance à l'égard de leur conjoint que les bipolaires hommes et femmes plus âgés. Elles semblent plus dépendantes que les déprimées. En outre, les maris des femmes malades ne se sentaient pas dépendre de leur conjointe, à l'inverse des femmes malades, et les femmes des hommes malades affirmaient ne dépendre que peu de leur mari.

Le besoin d'être pris en charge est évident chez le bipolaire. Cette quête est clairement visualisée par les évaluations picturales. Cependant, avec une méthode d'évaluation différente des études précédentes fondées sur des entretiens cliniques approfondis d'inspiration psychanalytique, une dépendance claire apparaît également chez les conjoints. La lutte pour déterminer qui prendra soin de l'autre et le désir de trouver de la force chez l'autre sont des éléments importants du système.

Les comportements de domination chez le bipolaire ont également été décrits depuis longtemps. Ils sont retrouvés surtout chez les femmes. Comparées à des femmes déprimées, les bipolaires manifestent une domination plus forte.

Les moyens thérapeutiques

En cas de difficultés, différentes approches familiales peuvent être proposées aux couples, depuis la simple information sur les stratégies à adopter vis-à-vis de la dépression et de la manie, jusqu'à des prises en charge plus psychothérapiques, en passant par la participation à des groupes psychoéducationnel orientés vers la transmission d'informations aux conjoints. La comparaison entre thérapie familiale, psychotropes, ou l'association des deux, montre la supériorité de l'association sur chacun de ces traitements prescrits seuls. Les patients présentant des problèmes de couple ont un taux de rechutes moindre lorsqu'ils bénéficient d'une thérapie conjugale, et les patients sans difficultés conjugales ne nécessitent pas d'intervention conjugale. Les thérapies de groupe avec les familles de patients présentant des dépressions (notamment majeures) sont devenues de plus en plus populaires au cours des dernières années. Tous les types de groupes se sont montrés utiles pour les patients et leur conjoint. Les familles des patients recevant le programme psychoéducationnel, cependant, sont en règle générale moins satisfaites de cette expérience que celles bénéficiant de thérapies plus psychologiques.

En résumé, les premières données suggèrent que l'adjonction d'une approche familiale au traitement des troubles thymiques peut être utile. Le type de prise en charge dépend de la demande du couple, de ses possibilités de profiter de l'une ou de l'autre des prises en charge, du type de problèmes (épisode aigu ou dépression chronique), etc. Si, dans tous les cas, une investigation de la qualité de la réponse du conjoint à la dépression de son partenaire paraît souhaitable, le type d'intervention susceptible d'être proposé dépend de multiples facteurs.

L'entretien avec la femme de Pierre fut difficile.
Elle persistait à dire combien le comportement de son

mari avait changé, non pas seulement à son égard mais, plus globalement, dans sa manière de se situer dans le monde. Elle assurait le docteur T... de la réduction notable du temps de sommeil de son mari et de l'énergie débordante dont il faisait preuve. Elle aussi était convaincante, elle aussi apportait des arguments en faveur d'une rechute. Le docteur T... savait combien un maniaco-dépressif entamant un accès maniaque pouvait mimer un comportement normal durant le temps de la consultation. Il savait que Pierre connaissait les signes qui pouvaient inquiéter (les prémices d'un état maniaque) et ce qu'il convenait de faire et de dire pour rassurer son médecin.

Si l'élation de Pierre n'était pas de nature amoureuse, elle devait alors traduire un état dont il convenait d'évaluer les confins avec la manie.

Le docteur T... décida de ne rien changer au traitement et de revoir Pierre quelques jours plus tard. Il ne vint pas à cette consultation. Sa femme informa le médecin du départ de son mari pour quelques jours hors de France et de l'aggravation de son état. À son retour, Pierre téléphona au docteur T... pour lui dire son intention d'interrompre le lithium tant il se sentait bien et désormais assuré de ne plus rechuter. Le docteur T... lui demanda toutefois de venir le voir afin de pouvoir prendre cette décision ensemble et l'informer des modalités d'interruption. Au nom de la confiance qu'il lui avait manifestée, il accepta.

Le docteur T... put alors constater, sans aucun doute, que Pierre avait rechuté. Il ne pouvait désormais plus, même le temps d'une consultation, masquer l'emballement de sa pensée, la rapidité très anormale de ses mouvements, la perception anormalement positive qu'il avait de lui-même, de son avenir, de ses projets, sans souci d'objectivité. Pierre était à nouveau enfermé dans le cercle de la manie. Il refusait une fois de plus de se traiter. Il redevenait hostile à toute idée d'intervention thérapeutique. Seule la menace d'un nouveau placement sembla le calmer. Il assura au docteur T... qu'il suivait son traitement.

Mais, dans la semaine qui suivit, tout bascula. Pierre était devenu mélancolique, s'accusant de toutes les fautes commises durant les derniers jours de manie et présentait à nouveau des idées suicidaires. L'hospitalisation s'imposait. Elle lui fut proposée et, pour la première fois, il l'accepta. Pour lui, il s'agissait moins d'obtenir un soulagement à sa souffrance que d'expier ses fautes passées en se soumettant à l'« enfermement ». Peu importait, l'essentiel était qu'il soit protégé. L'hospitalisation fut brève, les antidépresseurs conduisant en quelques semaines vers une sortie de la dépression.

LE RENFORCEMENT
DE L'ALLIANCE THÉRAPEUTIQUE

Durant le séjour hospitalier, le docteur T... décida de renforcer son traitement. Aucune récidive majeure ne devait venir marquer le cours des années suivantes.

Peu à peu s'instaura une véritable alliance thérapeutique. Pierre, passé maître dans l'analyse de son comportement, rapportait fidèlement au docteur T... les moindres de ses fluctuations d'humeur. Il commençait à parler de lui, du sens des événements, de ce qu'avaient pu représenter pour lui les différentes hospitalisations, des attentes et des exigences qu'il avait vis-à-vis de lui-même comme vis-à-vis des autres, de la contrainte que représentait d'une certaine manière pour lui la relation thérapeutique, de son couple, enfin.

Sa femme rappela le docteur T... un an plus tard, dans le même état d'affolement que précédemment, comme si la même rechute s'amorçait, comme si Pierre, à nouveau, rejetait cette éventualité. Mais ses inquiétudes étaient cette fois infondées. Pierre l'assu-

rait, et l'authenticité de ses propos ne faisait aucun doute : il avait depuis longtemps fini de masquer. Indéniablement, sa femme pouvait être rassurée. Elle avait raison de penser que Pierre traversait une période plus active, mais elle avait tort de croire que l'évolution suivrait celle de l'épisode antérieur. Pierre reconnaissait très bien son état de « trop grande forme ». Il accepta de prendre de faibles doses de neuroleptique et de venir voir le docteur T... plus souvent. Son épouse n'avait rien à craindre : Pierre prenait parfaitement en main son état légèrement maniaque.

Il fallait maintenant aider cette famille à élaborer la maladie. Elle n'était que par trop meurtrie par toutes les années passées à gérer – souvent dans le drame – les fluctuations d'humeur de Pierre. Celui-ci ne savait pas lui-même où il en était et s'interrogeait sur sa propre identité. Oui, la maladie existait, la même qui avant lui avait frappé sa mère et son frère ; oui, il resterait sa vie durant sous lithium ; oui, tout au long de ces années sa femme avait changé, elle ne le considérait plus comme un être invulnérable à qui elle pouvait accorder du crédit en toute circonstance ; oui, les gens disaient de lui qu'il avait un trouble mental et, comme les autres, sa famille le pensait aussi ; oui, l'entourage était trop souvent prompt à mettre sur le compte de la maladie le moindre enthousiasme un peu trop exprimé, le moindre regain d'activité. Pierre avait changé. Il ne savait pas très bien à quoi il devait l'attribuer. Bien sûr, certains changements d'attitude de son entourage y avaient contribué, mais il sentait bien que cette transformation trouvait sa source dans des eaux plus profondes. Son identité même était atteinte. Sa position propre par rapport aux grandes figures de sa vie, celles qui l'avaient structuré et fait de lui ce qu'il avait été, peut-être ce qu'il était encore, se modifiait. Il se trouvait comme dans un nouveau lieu, inconnu et déroutant, dépossédé de ses rapports anciens à sa mère qu'il rejoignait de trop près dans la maladie, par rapport à son frère, vis-à-vis duquel la rivalité ne se jouait plus avec les mêmes cartes, par rapport à son père qu'il ne comprenait plus. Son bel équilibre de jadis l'avait abandonné, celui qui faisait dire que – malgré les épreuves rencontrées ou grâce à elles – il avait acquis une force de caractère exemplaire. Pourquoi cet équilibre avait-il basculé si soudainement ? Pourquoi ne pouvait-il pas, tout simplement, intégrer cette maladie comme n'importe quelle autre au sein de cet équilibre ? Il connaissait d'autres malades atteints du même trouble pour lesquels tout était si facile, à commencer par son frère qui était sorti apparemment intact, inchangé, de la tempête psychique de ces accès. François avait, lui, retrouvé son équilibre d'avant comme si celui-ci avait été un manteau qu'on laisse au vestiaire et que l'on retrouve en sortant. Il l'avait déposé à l'entrée de ce lieu de folie qu'est l'hôpital psychiatrique où il avait séjourné quelque temps et, en en sortant, l'avait tout simplement endossé à nouveau. Pour Pierre les choses étaient si différentes. À sa sortie, son manteau ne lui allait plus. Il lui fallait en trouver un autre et, en attendant, il avait froid. Il ne savait pas quelle taille, quelle couleur, pourraient lui aller, dans quelle texture il se sentirait bien.

Le docteur T... décida de lui proposer une psychothérapie afin de l'aider à résoudre ses interrogations et à élaborer le deuil de ce qui lui avait fait perdre sa maladie. Il lui fallait comprendre pourquoi, pour lui, à l'inverse de son frère et de nombreux autres patients, tout était si compliqué. Pourquoi lui était-il si difficile d'accepter ? Pourquoi lui était-il si dangereux de retrouver sa mère et son frère dans cet espace étroit de la maladie ? Pourquoi le fait d'être malade était-il pour lui synonyme de déchéance, d'humiliation ? Pourquoi éprouvait-il le sentiment d'être soumis à des mouvements psychiques incontrôlables, sentiment inaccep-

table qui l'avait conduit à refuser si longtemps le statut de malade, puis à l'endosser si complètement qu'il lui était désormais impossible de se penser autrement que comme un bipolaire ? Son histoire individuelle portait en elle les réponses à ces questions, mais sa lecture à lui, aveugle, ne lui permettait pas de les découvrir seul. Il commença une psychothérapie psychanalytique dont il ressentit très vite les bénéfices. Tout n'était pas encore bien clair, mais une chose l'était : il avait les moyens de comprendre et de se dégager des vieux démons de son enfance.

Les traitements psychologiques sont souvent un complément utile au traitement pharmacologique. Ils ne se conçoivent pas en dehors de ce dernier. La psychothérapie à elle seule ne peut prétendre réduire les accès et le risque de récidive. Lors des épisodes maniaques, le malade est en effet réfractaire à toute investigation psychologique. Il nie toute difficulté et ne perçoit aucun conflit en lui qui justifierait un travail psychologique. En revanche, lors des épisodes dépressifs, l'acceptation du traitement psychologique est le plus souvent facile, au moins dans les formes d'intensité modérée. La souffrance du déprimé le conduit tout naturellement, si son inhibition n'est pas trop grande, à rechercher les raisons de son malaise dans le but de le faire disparaître, tout en évitant le danger de se reconnaître atteint d'une maladie incontrôlable par lui seul.

Le docteur T... se souvenait encore de monsieur D., professeur agrégé de mathématiques, atteint d'une dépression importante, et de sa réticence à admettre le déterminisme biologique de son trouble. Juif, fils de déporté, n'ayant pas connu son père mort dans un camp de déportation, attaché à une mère ayant toujours refusé d'abandonner le yiddish pour le français malgré son implantation en France, et n'ayant jamais connu d'autre homme que ce père mythique que personne ne pourrait remplacer, il présentait un passé dont le poids semblait suffisant pour expliquer n'importe quelle défaillance psychique. Pourtant, toute sa vie, il avait fait preuve du plus grand équilibre, menant brillamment sa carrière professionnelle et sa vie affective pourtant tumultueuse. Il ne se souvenait pas d'avoir connu pareille souffrance ni même d'avoir présenté plus de difficultés psychologiques que tout homme normal. Il se décrivait comme un cyclothymique, assumant bien ces périodes de « bas », certain de leur brièveté. Sa mise à la retraite, une rupture avec une femme aimée, l'avaient plongé dans un état de grande catastrophe psychique. Convaincu tour à tour d'être atteint d'une maladie d'Alzheimer (du fait de troubles intellectuels qui l'empêchaient, lui mathématicien, de faire des opérations de calcul même élémentaires) ou d'être un comédien simulant la maladie dans le but de se faire prendre en charge, il avait consulté un psychanalyste. Celui-ci évoqua à demi-mot la dépression mais interdit à son patient de prendre des médicaments ou d'être hospitalisé et lui promit une guérison certaine s'il acceptait de le voir trois ou quatre fois par semaine. Pour ce thérapeute, il ne faisait aucun doute que chez monsieur D. s'exprimait aujourd'hui une très ancienne fragilité psychologique et que seule la découverte des raisons de ce déséquilibre lui permettrait de refaire surface. Ce discours « magique » ne put que convaincre monsieur D. et, d'une certaine manière, vint le rassurer quant à son intégrité physique et psychique. Il n'avait pas de maladie psychiatrique. Après quelques séances pourtant, il s'aperçut de l'incapacité dans laquelle il se trouvait d'associer librement ses pensées, d'en évoquer de nouvelles, de comprendre même les quelques interprétations de son psychanalyste. Son esprit paraissait sidéré, incapable de clairvoyance, « infoutu » de remémoration. Son psychanalyste évoquait une résistance de son patient. En réalité, la dépression de monsieur D. lui interdisait tout travail psychique. La psychanalyse le mortifiait et le conduisait à penser qu'il était résolument fini, puisque incapable d'utiliser le moyen thérapeutique qui était censé le guérir. Devant l'aggravation de son état dépressif et l'émergence d'idées suicidaires plus prégnantes, son entourage, un peu contre son gré, décida de consulter le docteur T... Après une hospitalisation et une série de quelques électrochocs, monsieur D. avait retrouvé toute son énergie de jadis. Il n'avait plus le sentiment « d'avoir de problèmes » et, sans être le moins du monde hypomane, commençait à élaborer des projets pour meubler sa retraite. Il ne parlait plus du tout de sa rupture sentimentale comme d'une fatalité à laquelle il ne pourrait faire face, mais comme d'une décision prise, en son temps, et d'un commun accord avec la femme qu'il avait aimée, de s'éloigner, car lui-même souffrait de cette relation. Depuis, d'ailleurs, il avait retrouvé une ancienne amie avec laquelle il vivait et à laquelle il était profondément attaché. Lors de son accès dépressif, il avait négligé d'en parler, concentré qu'il était sur le rappel douloureux de sa rupture. Désormais, il ne souhaitait plus reprendre le travail psychothérapique qu'il avait initié durant sa dépression, n'en voyant plus la nécessité.

L'histoire de ce malade témoigne des risques d'une psychanalyse conduite chez un déprimé non reconnu et non traité. En outre, la motivation du malade ne tient souvent qu'à son état de malaise et disparaît avec la guérison de sa dépression.

Chapitre 10

Quelques précisions sur les liens entre maladie maniaco-dépressive, lithium et créativité

Un point concernant le lithium tourmentait Pierre. Il avait lu, dans une revue de « vulgarisation », que ce médicament pouvait émousser la créativité et même toute productivité en abrasant les phases hypomaniaques et/ou le fond hyperthymique des patients. Or il souhaitait aujourd'hui reprendre l'étude du piano et espérait composer à nouveau. Il se rappelait bien que, lors de ses phases maniaques, il pensait produire la plus belle œuvre musicale de tous les temps. Il savait donc bien que son humeur influençait largement sa production musicale. Il avait constaté que, si durant les phases dépressives l'inspiration lui manquait, durant les phases maniaques, bien que très inspiré, il ne produisait que des œuvres médiocres, peu construites, sans harmonie et, comme il le disait, « brouillonnes ». Il avait d'ailleurs détruit toutes les compositions écrites dans de telles occasions.

Le docteur T... lui confirma l'influence bénéfique du lithium chez la plupart des créateurs, qui, tout en n'entravant pas le processus créatif, permettait d'en contrôler l'expression.

Mais le docteur T... savait que les liens entre mala-

die maniaco-dépressive, créativité et lithium étaient complexes et que Pierre devait en savoir plus.

Car Pierre suggérait plusieurs problèmes au travers de cette question. Il se demandait si ses qualités musicales tenaient au seul état pathologique, au seul état hypomaniaque, puisqu'il lui semblait n'avoir jamais produit qu'en période « haute ». Il se demandait de ce fait si le lithium pouvait émousser ces périodes de productivité musicale et, au-delà, si ce médicament pouvait entraver sa productivité professionnelle. Enfin, Pierre s'interrogeait sur le risque d'induire un état maniaque s'il se mettait dans ses conditions habituelles d'écriture. En effet, dans ses périodes de production, Pierre dormait peu, utilisait des stimulants, et s'alimentait irrégulièrement.

Il était difficile de répondre à la première question concernant la nature du lien entre les états d'hypomanie et d'élation créatrice. Si les deux états partageaient, au niveau de l'observation, de nombreux points communs, il était difficile de les assimiler, purement et simplement. Il était cependant indéniable, comme Pierre le suggérait dans sa dernière question, que l'état de production pouvait être utilisé comme inducteur d'un état maniaque. Plus largement, il importait également au docteur T... que Pierre soit averti de la tentation qu'il connaîtrait peut-être à l'avenir d'interrompre le lithium ou de se mettre en situation d'induire l'accès maniaque. En effet, notamment dans des périodes difficiles de sa vie, il pourrait être enclin à réduire, voire à interrompre son traitement afin de retrouver le sentiment de bien-être et de facilité qu'offre l'accès maniaque. Il pourrait peut-être même trouver des subterfuges pour induire l'accès, comme la privation de sommeil, le phénomène de création artistique lui-même qui peut être un inducteur du trouble thymique et utilisé comme une drogue, ou l'utilisation de cocaïne.

Enfin, le docteur T... ne pouvait cacher à Pierre que certaines personnes sous lithium se plaignaient d'un émoussement de leurs affects, d'une réduction désagréable de leur « palette émotionnelle ». Différentes raisons pouvaient être avancées pour l'expliquer, notamment un effet stabilisant excessif du produit. Mais il semblait que de trop fortes posologies pouvaient être impliquées dans ce phénomène. Il suffisait dans ce cas de les réduire pour que le patient retrouve à nouveau des fluctuations émotionnelles normales.

Toutes ces données devaient, pour le docteur T..., être prises en compte pour, d'une part, introduire avec l'accord du patient une lithiothérapie et, d'autre part, pour la poursuivre au long cours. La mise sous lithium pour Pierre avait été réfléchie et longuement négociée. Il s'agissait maintenant de vérifier la tolérance de Pierre à ce produit, les conséquences à long terme qu'il en ressentait et de rediscuter régulièrement avec lui de son maintien. Pierre savait les conséquences désastreuses qu'avaient eues les accès thymiques dans sa vie. Il devrait, avec le docteur T..., peser le pour et le contre du maintien du lithium. Le médecin avait toujours affirmé que la gestion de cette maladie ne passait pas par une stratégie unique de traitement, mais par l'adoption de la meilleure stratégie pour lui, pris individuellement. Il ne fallait cependant pas oublier l'efficacité du lithium et bien peser les avantages et les inconvénients de toute stratégie thérapeutique. Cette possibilité de souplesse dans le suivi n'était rendue possible que par la collaboration confiante des deux protagonistes de cette prise en charge de la maladie : Pierre et le docteur T...

Pour l'heure, Pierre avait constaté que le lithium tempérait ses débordements et favorisait sa production. Il n'en ressentait aucun effet secondaire et avait souvent le sentiment « de ne pas avoir de traitement ».

Les similitudes entre l'état émotionnel accompagnant certaines périodes de création intense et l'hypomanie ont été reconnues de longue date. Les composantes inhérentes à l'état de création miment les signes de l'hypomanie : fluidité de la pensée, reconnue sur la rapidité avec laquelle une pensée en évoque une autre ; facilité d'expression de ces idées, par la rapidité d'accessibilité du mot juste, de la tournure de phrase adaptée, de l'enchaînement des thèmes ; capacité accrue de surmonter la difficulté, de trouver de nouvelles solutions, ou de nouvelles façons de poser le problème. En outre, une période d'élation de l'humeur accompagne ces phases d'inspiration, celle-ci étant décrite par les auteurs comme une période durant laquelle la pensée se fait fluide et rapide, de nouvelles idées naissent et où toutes les pensées restées éparses se prennent en masse pour former un tout harmonieux, cohérent et jubilatoire que l'on nomme la création.

Mais l'analogie va plus loin. La plupart des artistes et des scientifiques décrivent de telles périodes productives au cours desquelles, plus qu'à aucune autre période, ils travaillent intensément et de longues heures durant, au détriment de leur sommeil et sans ressentir de fatigue. En outre, le caractère cyclique du travail créatif rejoint celui de la maladie maniaco-dépressive, et les rythmes saisonniers pourraient être les mêmes.

Les contenus de pensée, le mode d'être au monde de l'hypomane, répondent en tout point à cette description. Peut-on assimiler les deux états ? Peut-on affirmer que toute élation créatrice est de l'ordre de l'hypomanie, de nature comparable ?

En réalité, la question n'est pas de distinguer cliniquement ces deux états. En effet, la différence s'affirme le plus souvent clairement par le caractère très monoïdéique de l'état créatif et l'absence de réelle excitation s'exprimant dans d'autres champs que le sien propre. Il est clair que ces deux états sont distincts. En effet, de nombreux écrivains, artistes, musiciens, scientifiques, ne présentent pas de troubles de l'humeur, et, à l'inverse, de nombreux maniaco-dépressifs ne sont pas, en dépit de leurs phases maniaques, créatifs. Cependant, de nombreuses preuves témoignent des liens étroits entre les troubles de l'humeur et la créativité, notamment le fait que les artistes sont plus souvent atteints de cette affection que les scientifiques. Le problème est de savoir si le trouble thymique est une entrave à la production créative ou, au contraire, s'il la favorise. Il semblerait qu'il soit là question de cas individuel. Quoi qu'il en soit, cette connaissance permet d'entrevoir et de comprendre une partie des résistances que le bipolaire développe à l'égard de traitement, comme le lithium, susceptible d'annuler les phases « hautes » de sa maladie et de trouver des arguments, dans sa prise en charge, pour choisir de lui prescrire ou non ce type de traitement pharmacologique.

Les preuves en faveur du lien entre créativité et troubles de l'humeur sont nombreuses. Une revue de la littérature suggère une prévalence inégale de la maladie bipolaire d'une profession à l'autre. Ainsi, les artistes semblent plus souvent atteints que les scientifiques. À titre d'exemple, une étude récente menée sur un échantillon de trente écrivains montre que 80 % de ceux-ci présentaient des troubles de l'humeur, dont 43 % des troubles bipolaires, contre 30 % de l'échantillon de sujets contrôles, dont 10 % étaient bipolaires. Aucun diagnostic de schizophrénie n'avait été posé. Quant aux antécédents familiaux, ceux des écrivains comportaient beaucoup plus de troubles de l'humeur (42 %) et une incidence plus forte de créativité (20 %) que ceux des contrôles (8 % et 8 %). Ces données ont permis d'évoquer une association familiale possible entre la créativité et les troubles affectifs, association déjà soulignée par d'autres auteurs. D'autres études retrouvent des résultats comparables sur des échantillons mêlant des poètes, des nouvellistes, des biographes et des artistes aux écrivains.

Certaines conclusions sont importantes à considérer dans la prise en charge de ces malades.

Si les périodes d'intense production créatrice peuvent

correspondre à des périodes d'hypomanie, ce chevauchement n'est pas constant. Au contraire, le phénomène de création artistique peut être un inducteur du trouble thymique, et utilisé comme une drogue. Ce phénomène rejoint les stratégies d'induction de virage maniaque parfois utilisées par les patients bipolaires, notamment l'arrêt du lithium. L'expérience clinique montre que les malades n'interrompent pas leur lithium uniquement lorsqu'ils sont déprimés dans l'espoir de lever la dépression, mais également pour faire face à des décisions importantes ou à des événements de vie difficiles. Les conséquences négatives des épisodes maniaques sont alors niées ou minimisées en regard de la situation actuelle. Parfois même, les stratégies de virage sont plus incisives : privation de sommeil, immersion dans un contexte psychologique favorable au virage, utilisation de cocaïne.

La deuxième conclusion concerne les difficultés de prise en charge de ces patients créatifs. Pour les artistes, les troubles de l'humeur font partie de la condition humaine. Cette conception romantique de l'existence les conduit souvent à considérer ces derniers comme le nécessaire prix à payer pour conserver leur tempérament artistique, c'est-à-dire leurs capacités créatrices.

La troisième conclusion implique le lithium et ses effets possibles sur la production. De nombreux écrivains, hommes politiques ou artistes se plaignent de l'émoussement émotionnel induit par le lithium et d'une baisse de leur capacité créatrice.

Différentes études ont évalué, chez des sujets normaux, les effets du lithium prescrit à très court terme. Les résultats montraient que l'expérience subjective ne s'accordait pas avec les compétences objectivement développées. En somme, le sentiment subjectif d'être entravé par le lithium dans ses capacités à comprendre, à intégrer les informations à un rythme normal, à exploiter normalement sa mémoire, était très péjoré par rapport aux performances réelles.

Il n'en reste pas moins que quelques études ont confirmé

les réserves des malades à l'égard du lithium : effet cognitif de ralentissement, réduction de la palette des émotions, moindre créativité, perte des phases hypomaniaques. À l'inverse, d'autres auteurs ont souligné le meilleur contrôle de leur production mentale qu'autorisait le lithium et les risques inhérents à l'état maniaque lui-même sur la production, du fait de la désorganisation cognitive qu'il induit. Deux études, rigoureuses au plan méthodologique, portant sur trente artistes, écrivains et hommes d'affaires, ont précisé les effets du lithium sur la productivité : 77 % des patients ne notaient aucun changement sous traitement, 23 % rapportaient une baisse de leur productivité et 17 % d'entre eux assuraient que les effets du lithium étaient tels qu'ils justifiaient son interruption.

En réalité, comme le souligne Schou, l'influence du lithium sur la production et la perception qu'en a le sujet dépendent de nombreux facteurs parmi lesquels la sévérité du trouble thymique et sa nature, les habitudes de l'artiste d'utiliser ses périodes hypomaniaques comme source d'inspiration et la sensibilité individuelle à l'action pharmacologique du produit.

Cette décision, surtout lorsqu'elle concerne des sujets créatifs, impose de bien poser les avantages et les inconvénients de la prescription, après avoir vérifié la tolérance du sujet au lithium. En outre, il ne faut pas oublier qu'existent aujourd'hui d'autres thymorégulateurs pouvant efficacement se substituer au lithium. Mais il importe aussi de ne pas méconnaître les risques de la maladie bipolaire, le passage imprévisible de l'hypomanie à la manie, laquelle entrave plus qu'elle ne favorise la création, la possibilité de virage brutal de l'humeur vers une dépression et le risque de suicide qui lui est lié.

LA MANIE ET LES HOMMES CÉLÈBRES

Nous empruntons à Fieve la majeure partie des informations données ici à titre d'illustration des possibilités offertes à l'hypomane. Il existe un lien bien établi entre les troubles de l'humeur et la créativité. Si le trouble de l'humeur ne suffit pas, bien sûr, à assurer le génie, il ne l'entrave pas toujours et, parfois, dans les états de manie efficace, contribue à faciliter son expression. Comme le souligne Fieve, la manie elle-même ne porte pas en elle le don de création. Celui-ci doit préexister chez le malade, « mais, lorsqu'il se rencontre chez un individu d'un tel dynamisme, il peut s'exprimer de façon extraordinaire ».

Selon Fieve, certaines compositions de nos plus grands artistes coïncident avec de telles périodes d'excitation. Pour preuve, il donne la rapidité avec laquelle certaines de leurs œuvres ont été réalisées : Haendel, dont la maladie maniaco-dépressive est connue, composa son monumental oratorio, *Le Messie*, en seulement six semaines ; Rossini, on l'a vu, *Le Barbier de Séville* en treize jours, et Honoré de Balzac, lui aussi maniaco-dépressif, écrivit *La Cousine Bette* en moins de six semaines.

Mais les deux artistes dont les troubles de l'humeur ont été le plus souvent évoqués sont incontestablement Robert Schumann et Ernest Hemingway. Les productions musicales de Schumann suivaient strictement ses périodes thymiques. Ses chefs-d'œuvre furent composés entre 1840 et 1849, dans un climat euphorique. Durant ses accès dépressifs, il ne composait plus. Après une tentative de suicide par noyade, en 1854, il fut hospitalisé durant les vingt-quatre derniers mois de sa vie. Son père et sa mère avaient souffert de dépression. Quant à Hemingway, il connut sa première dépression grave après la Première Guerre mondiale. Il fut hospitalisé en 1960 et bénéficia d'électrochocs. Selon son frère, sa mort par suicide devait être mise sur le compte de la dégradation physique à laquelle son alcoolisme l'avait conduit. Au cours de ses périodes thymiques, il présentait une activité délirante, tantôt mégalomaniaque (il pensait alors être investi d'une mission nationale), tantôt persécutive (il pensait alors être poursuivi, notamment par les inspecteurs du fisc).

Mais Fieve s'intéresse surtout à l'histoire maniaco-dépressive des grands chefs de gouvernement, s'interrogeant sur la nécessité, pour des hommes promus à de telles responsabilités, d'un examen psychiatrique afin de reconnaître la maladie et de prévenir les débordements auxquels elle peut conduire. Comme il le souligne : « De toute évidence, le problème des troubles mentaux des hauts dignitaires de l'État n'a guère préoccupé l'opinion jusqu'à la campagne électorale de 1972 qui révéla au public les graves incidents dépressifs et les traitements d'électrochocs subis par le sénateur Thomas Eagleton, candidat démocrate à la vice-présidence. »

Pour Fieve, Abraham Lincoln, avocat de l'Illinois et président des États-Unis, était à l'évidence un maniaco-dépressif. Sa première dépression grave survint à l'âge de vingt-neuf ans à la suite de la mort de son premier amour, Ann Rutledge. En 1841, il traversa à nouveau une dépression importante. Élu président des États-Unis en 1860, il connut, durant les dix-huit mois qui suivirent, plusieurs épisodes dépressifs majeurs, le plus impressionnant ayant été lié à la mort de son fils Willie. Au contraire, à d'autres périodes qui, selon Fieve, correspondaient à des périodes d'excitation, il pouvait faire des dizaines de discours en quelques jours, sans parvenir à se modérer.

Le cas de Theodore Roosevelt paraît plus exemplaire encore. Sa personnalité de base était à l'évidence hyperthymique. Henry Cabot Lodge écrivait de lui : « Son dynamisme et son énergie étaient tels qu'ils avaient un pouvoir de contagion et que, par sa seule présence, il semblait dispenser la joie de vivre, comme un cadeau ou plutôt comme une aura, à ceux qui travaillaient à ses côtés ou qui l'approchaient. » Sa puissance de travail, son enthousiasme, le foisonnement de ses idées et ses projets incessants témoignaient bien des caractéristiques hypomaniaques de son caractère.

Dès son plus jeune âge, Roosevelt menait différents projets avec acharnement. À dix-sept ans, il gagnait des compétitions de sauts en longueur, de sauts à la perche et devint un excellent boxeur tout en poursuivant ses études à Harvard. En 1880, il épousa Alice Lee qui mourut quatre ans plus tard. Deux ans après, il se remaria avec Edith Kermit Carow dont il eut cinq enfants. Il s'était lancé dans la politique dès 1882 et, malgré son impulsivité, son manque de contrôle, et le fait d'en faire toujours trop et de s'attirer ainsi des malveillances, il occupait en 1895 la direction de la police new-yorkaise. « Il fut un préfet de police légendaire, écrit Fieve, car ses tendances hypomaniaques lui permettaient de rester éveillé toute la nuit et d'arpenter les rues de New York. Il espérait surprendre un policier en service en train de dormir, de bavarder avec une prostituée ou de boire un verre au bar du coin. Au petit matin, il s'allongeait une ou deux heures sur le divan de son bureau et surgissait vers dix heures du matin, frais et dynamique, prêt à régler leur compte à ses subalternes abasourdis, victimes de ses inspections nocturnes. Ces nuits d'inspection et de veille sont des indices solides de la vitalité excessive et maniaque de Roosevelt. »

Sa tendance à la mégalomanie et à l'impétuosité le conduisit à s'engager sans réserve dans la guerre hispano-américaine à propos de Cuba. Pour lui, les États-Unis devaient montrer leur force, et, ajoute Fieve, « il est fort possible qu'il ait, par son énergie maniaque, précipité la déclaration des hostilités ». En 1901, à quarante-trois ans, il devint le plus jeune Président de toute l'histoire des États-Unis. Cette élection inquiétait. Henry Adams écrivit à son sujet : « Le pouvoir, lorsqu'il est exercé par un être anormalement énergique, ne peut que susciter une sérieuse inquiétude. » Les excès du nouveau Président, son impulsivité, son agitation, sa combativité, son exaltation, son manque de diplomatie, faisaient la joie des caricaturistes.

La rencontre de Fieve avec le fils de Winston Churchill permit au médecin de reconstituer l'histoire maniaco-dépressive de ce grand chef d'État, chez lequel les périodes de profonde dépression alternaient avec des périodes d'activité intense durant lesquelles il ne dormait pratiquement plus. Son comportement hypomaniaque ressemblait par bien des points à celui de Roosevelt et suscitait la même réserve inquiète de ses contemporains. Mais Churchill, à l'inverse de Roosevelt, souffrait également de dépression.

D'autres auteurs que Fieve ont pu également décrire Mussolini comme un hyperthymique exemplaire : euphorique, hyperactif, irritable, intolérant et rigide. Son absence de fatigue était légendaire. « Le repos est dans l'action », disait-il.

Épilogue

Nous en sommes là de cette histoire. Pierre et sa femme ont retrouvé les repères de leur vie de couple. Ils peuvent se heurter sans faire appel à la maladie. Plusieurs fois, ils ont demandé confirmation de la normalité de leurs réactions dans la querelle. Ils savent désormais que la maladie existe mais qu'elle ne constitue pas la seule grille de lecture de leur existence. Ils savent désormais que Pierre n'est pas l'être parfait que seule la maladie rend conflictuel, mais un être humain aux aspérités normales. Ils ont retrouvé les problèmes que tout être humain rencontre, et la maladie ne leur sert plus à s'en protéger.

Sans doute, Pierre pourra devenir un grand compositeur. Mais il restera toujours à ses yeux trop exigeant, trop inquiet à l'idée d'être abandonné et trop avide des gens qu'il aime : autant de fragilités qui ont séduit sa femme, autant de particularités que la maladie a peut-être contribué à exacerber mais qui constituent aujourd'hui sa personnalité.

TABLE

Première partie

LA DÉPRESSION ET LE PREMIER TRAITEMENT : LA RENCONTRE DE PIERRE ET DU DOCTEUR T...

Deuxième partie

L'« EXCITATION MANIAQUE » :
LES RÉSISTANCES DE PIERRE
À L'ALLIANCE THÉRAPEUTIQUE

Troisième partie

QUE SAIT-ON DE LA MALADIE MANIACO-DÉPRESSIVE ?

Quatrième partie

LES ALÉAS DU SUIVI DE PIERRE
ET L'ÉMERGENCE D'UNE ALLIANCE THÉRAPEUTIQUE

Imprimé par Lightning Source France
1 avenue Gutenberg
78310 Maurepas

N° d'édition : 7381-0427-Y